입냄새,
한달이면
치료된다

입냄새,
한달이면
치료된다.

펴낸날 초판 1쇄 발행 2017년 2월 1일

지은이 김대복
펴낸이 방영배
펴낸곳 다음생각
디자인 NAMIJINDESIGN

출판등록 2009년 10월 6일 | 제406-251002009000124호
주　소 경기도 파주시 회동길 495-1
전　화 031-955-9102
팩　스 031-955-9103
이메일 nt21@hanmail.net
인쇄 제본 현문자현
종　이 월드페이퍼

© 김대복 2017
ISBN 978-89-98035-47-1 (13510)

・책값은 표지 뒤쪽에 있습니다.
・파본은 본사와 구입하신 서점에서 교환해 드립니다.
・이 책은 저작권법에 의하여 보호를 받는 저작물이므로 무단 전재와 복제를 금합니다.

입냄새, 한달이면 치료된다.

구취는 인간의 질병이며 문화다. 그래서 심의학과 서양의학, 인문학으로 풀어야 보다 종합적이고, 체계적일 수 있다.
이 책은 입 냄새를 인문학적으로 보고, 서양의학을 바탕으로 한의학적 치료 방법을 제시한 실용서다.
치료법은 옹의보감을 비롯한 다양한 원전, 선각자들의 진료, 서양의학의 과학성에서 원리를 찾았다.
또 많은 환자의 다양한 스펙트럼, 한의학의 전신적인 치료 효과를 필자의 다양한 임상경험으로 확인한 방법들이다.

| 지은이 김대복 |

**구취,
원인만 알면
100% 고칠 수
있다.**

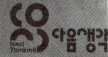
다음생각

● 프롤로그

입 냄새 한 달이면 치료 된다

구취는 입에서 나는 불쾌한 냄새다. 입 냄새는 대인 관계를 어렵게 한다. 사람을 소극적으로 만든다. 심하면 대인 기피증도 유발한다. 이성 친구를 사귀는 데도 지장이 많다. 취업 전선에도 영향이 있다. 부부관계도 소원해질 수 있다.

이 같은 구취는 성인의 절반 정도에서 나타난다. 구취인이 많은 이유는 입 냄새에 민감한 사회 현실 때문이다. 생리적으로 사람에게는 체취가 있다. 음식물이 오가는 호흡 통로인 입에서도 약간의 냄새가 난다. 그러나 자연스런 입 냄새는 자신이 의식하지 못하고, 타인도 불쾌감을 느끼지 않는다. 구취를 체감하지 못한다.

그럼에도 불구하고 예민한 사람은 타인을 크게 의식하지 않을 수 없다. 타인은 알지 못하는데 자신만 냄새로 고민하는 가성 구취인이 의외로 많다. 구취를 우려하는 사람 은 70~80%에 이른다. 이에 비해 실제로 입 냄새가 나는 진성구취인은 20~30% 비율이다. 가성 구취인은 심리적 치유가 필요하고, 진성 구취인은 약물 등의 적극적인 처치가 요구된다.

구취 치료법은 크게 서양의학과 한의학 두 가지다. 의학은 인체 연구를 통해 질병을 예방 하고 치료 하는 학문이다. 인간의 건강한 삶을 추구하는 의학은 자연과학적이고, 분석적인 경향의 서양의학과 순리적이고, 종합적인 방향의 한의학으로 발전했다. 그런데 의학의 근본은 같다. 두 분야는 특수성 못지않게 더 많은 공통분모를 갖고 있다. 의학의 발달은 각 영역의 특장점 수용, 종합과 분석, 나아가 융합으로 나타나고 있다.

실제로 의학은 자연과학이면서도 인문과학이다. 질병 치료는 해부학적, 생리학적 방법은 물론이고 심리학적, 사회학적 접근 등 인간 행위 전반 영역으로 풀어야 한다. 이는 곧 인문학과도 통한다. 인문학은 인간의 사상과 문화를 영역으로 한다. 객관적 자연현상을 다루는 자연과학외의 인간관계 모든 면을 다루는 학문이다. 역사, 문화, 언어, 법률, 철학, 심리 등 인간이 빚어내는 모든 문화다.

구취는 인간의 질병이며 문화다. 그래서 한의학과 서양의학, 인문학으로 풀어야 보다 종합적이고, 체계적일 수 있다. 이 책은 입 냄새를 인문학적으로 보고, 서양의학을 바탕으로 한의학적 치료 방법을 제시한 실용서다. 치료법은 동의보감을 비롯한 다양한 원전, 선각자들의 진료,

서양의학의 과학성에서 원리를 찾았다. 또 많은 환자의 다양한 스펙트럼, 한의학의 전신적인 치료 효과를 필자의 다양한 임상경험으로 확인한 방법들이다.

책은 치료를 전제로 한 대중서를 추구했기에 입문서에서 볼 수 있는 구취의 원인, 인자, 분류 등은 최소화 했다. 일부는 생략하고, 꼭 필요한 내용은 문화적 전개나 치료 방법 제시 때 풀어서 설명했다.

내용은 7파트로 구성했다. 1편은 문화와 구취다. 공자, 히포크라테스, 제갈공명 등 역사 인물을 통해 입 냄새의 고민, 해소법을 다루었다. 2편은 조선의 구취다. 왕족과 사대부는 구취에 민감했다. 단종, 성종, 퇴계 이황, 충무공 이순신 등 선인들의 스트레스 해소와 건강법을 입 냄새와 연관해 분석했다. 3편은 현대인의 구취 증후군이다. 직장인과 주부의 불편함, 강사의 고민, 구취의 거리, 구취 대화법 등이다. 4편은 연애전선과 구취를 분석했다. 임신과 입 냄새의 관계, 소개팅과 구취 등 현실에서 직면한 문제를 다루었다.

5편은 한의학으로 본 구취 치료법이다. 구체적으로 입 냄새를 유발하는 다양한 질환과 해소책을 설명했다. 편도결석, 후비루, 목이물감, 축농증, 위염, 당뇨, 간과 폐질환, 매핵기 등과 입 냄새의 관계를 상세히 추적했다.

6편은 동양의학 고전인 동의보감의 구취 치료법을 집중 분석했다. 동의보감에서 안내한 입 냄새 치료 10가지 약초와 범부채, 회향, 정화수,

참외씨, 천궁, 세신, 향유 등의 처방법을 기록했다.

   7편은 필자의 '대복 치료법'을 안내했다. 구취 치료 25년 경험이 숨 쉬는 생생 정보통이다. 구취환자 469례에 대한 후향적 연구 등의 논문 등 그동안 연구하고 축적한 경험을 바탕으로 입 냄새 치료 처방 노하우를 공개했다. 필자의 치료 경험으로 볼 때 구취는 증상 마다 차이가 있지만 대부분 1개월이면 좋아지고, 2개월이면 치료된다. 심한 경우도 3개월이면 입 냄새 없이 생활하게 된다. 구취는 분명히 치료된다. 그 기쁨을 독자와 함께 나누고 싶다.

2017년 1월
서울 서초동 구취 연구실에서
한의학 박사 김대복 쓰다

● 차례

프롤로그 _4

1장 | 구취는 오래전부터 관심의 대상이었다
공자, 생강으로 입 냄새를 없애다 _12　예수, 향유로 발을 닦다 _16　동방박사, 세 가지 선물을 드리다 _19　히포크라테스, 포도주를 담그다 _22　화타, 인진쑥으로 "유레카"를 외치다 _25　조조, 제갈량의 구취를 조롱하다 _28　측천무후, 구취남을 외면하다 _31　백설공주, 왕자의 기습 키스에 당하다 _34　아이스맨, 구취와 함께 깨어나다 _37　천연치약으로 구취를 다스린 아랍인 _40

2장 | 우리 선조들의 구취 치료법
'백익일해(百益一害)' 마늘을 다스린 의사 환웅 _44　극심한 스트레스로 구취가 유발된 단종 _48　구취로 민족을 구별하다 _52　영조, 입 마름에 한숨짓다 _56　'마음의 상처', 스트레스를 다스려야 입 냄새를 없앨 수 있다 _59　흡연으로 인한 입 냄새 _62　계설향으로 입 냄새를 숨기다 _66　입 냄새 직접 원인은 침의 부족이다 _69　유자로 입 냄새를 제거할 수 있다 _72　서울 첫 호텔, 향랑각시가 향기를 뿜다 _75

3장 | 현대인의 구취 해소법
현대인 4명 중 1명은 구취로 고생한다 _80　구취, 최고 위험 시간이 있다 _83　직장인, 입 냄새 취약 시간이 있다 _86　입 냄새 응급처치에는 껌이 좋다 _89　숨소리 거리와 구취 거리가 있다 _92　후비루증후군, 스피치를 망친다 _94　구취, 교사와 학생 누가 더 힘들까 _97　세 가지 냄새는 최악이다 _100　대학생, 10년 구취에서 벗어나다 _103　상처받지 않는 구취 대화법이 있다 _107　다이어트, 구취를 악화시키다 _111　구취 예방 10계명 _114

4장 | 사랑과 구취의 인과관계

황홀한 키스, 달콤한 기절 _120   소개팅 성공 3조건 _123   여성의 구취와 임신 _126   스타 연예인은 구취의 신(神) _129   전화를 받지 못하는 남성 _132   구취 남성의 예비 신혼여행 _135   키스사과 _138   나폴레옹의 키스, 조세핀의 몸 냄새 _141   키스의 7가지 의미 _145

5장 | 한의학의 구취 치료법

한의학과 구취 _150   입 냄새의 3가지 유형 _153   체취, 입냄새, 구취의 차이 _156   입 냄새 진단법과 전자코 _159   편도결석과 목이물감 _162   축농증 입 냄새, 부비동염 구취 _165   구취와 당뇨, 입 냄새와 폐 _168   비염 구취와 콧물 입 냄새 _171   매핵기와 후비루증후군 _173   입 냄새 제거 침, 구취 유발 타액 _176   후비루증후군 치료법 _179

6장 | 동의보감에서 말하는 구취의 모든 것

구취 제거 천연식물 10가지 _182   목이물감과 쉰 목소리 _187   구강건조증과 입 마름 _190   어머니 구취와 새벽 정화수 _193   사간과 범부채 _196   회향과 소화불량 _199   참외와 첨과자 _202   향유와 향여 _205   목이물감 5가지 원인 _207   천궁과 궁지고 _211   입 냄새 잡는 세신 _214   동의보감에서 말하는 구취치료에 좋은 10가지 약초 _217

7장 | 구취, 대복 치료법을 공개하다

구취와 자가 진단법 _222   구취 원인과 치료 _222   구취 4인3독과 연관 질환 _223   비염 축농증 _224   비염 축농증 _226   편도선염 _229   편도결석 _230   목이물감 _232   매핵기 _232   역류성식도염 _234   소화불량 _235   만성위염 _237   구취와 대복치료법 _237

1

구취는 오래전부터
관심의 대상이었다

공자,
생강으로 입 냄새를 없애다

공자(孔子)는 동아시아의 원조 인문학자다. 중국 산동성 취푸(曲阜)에서 기원전 551년에 태어나 기원전 479년 까지 산 그는 주나라 예법과 법제에 정통했다. 예(禮) 전문가인 공자는 48세 때부터 본격적으로 제자를 양성했다. 논어의 선진 편에 의하면 제자는 두 부류다. 공자 보다 20년 정도 연하인 1세대 제자들과 40년가량 나이가 적은 2세대 후학들이다. 공자의 가르침을 받은 핵심 문인은 70명이 넘고, 영향 받은 제자는 무려 3천여 명에 달한다. 평생 강의를 한 공자도 생리현상에서는 자유로울 수 없었다. 말을 많이 하면 입이 마르고 구취가 난다. 나이가 들어도 구강이 건조해지면 입 냄새 위험이 높아진다. 그런데 각종 문헌에 공자의 구취 내용은 전혀 없다. 공자는 3천 제자를 배출하면서도 입 냄새 고민을 하지 않은 것으로 볼 수 있다.

  논어의 향당편에 공자의 식습관이 나온다. 구취 위생의 눈으로 보면 음식의 부패를 걱정하고, 입 냄새가 나지 않도록 각별히 신경 쓴 것으로 해석할 수 있다. 공자의 식습관은 크게 10가지로 생각할 수 있다.

첫째, 품질 좋은 쌀로 지은 밥을 선호했다. 둘째, 생고기는 가늘게 썬 것을 좋아했다. 셋째, 쉰밥과 상한 생선, 고기는 버렸다. 넷째, 신선도가 떨어지는 음식이나 제철 아닌 과일도 피했다. 다섯째, 고기반찬이 있어도 포식하지 않았다. 여섯째 정갈한 음식을 즐겼다. 일곱째, 술은 사양하지 않았으나 의식을 잃지는 않았다. 여덟째, 생강은 언제나 끊이지 않았다. 다만 많이 들지는 않았다. 아홉째, 나라에서 내린 고기는 하루, 다른 제사 고기는 3일이 넘으면 들지 않았다. 열 번째, 식사 때는 말을 아끼고 삼갔다.

食不厭精 膾不厭細(식불염정 회불염세) 食饐而餲 魚餒而肉敗 不食 色惡 不食 臭惡 不食 失飪 不食(식의이애 어뇌이육패 불식 색오 불식 취오 불식 실임 불식) 不時 不食 割不正 不食 不得其醬 不食(불시 불식 할부정 불식 부득기장 불식)

雖多 不使勝食氣 唯酒無量 不及亂(육수다 불사승식기 수주무량 불급란) 沽酒市脯不食 不撤薑食 不多食(고주시포불식 불철강식 불다식) 祭於公 不宿肉 祭肉不出三日 出三日 不食之矣 食不語 寢不言(제어공 불숙육 제육불출삼일 출삼일 부실지의 식불어 침불언) 雖疏食菜羹 瓜祭 必齊如也(수소식채갱 과제 필제여야)

공자의 철저한 위생 관념을 알 수 있는 글이다. 상한 음식을 먹으면 탈이 나고, 건강을 잃게 된다. 냉장보관 시설이 없던 공자시대에는 음식이 쉽게 상했다. 부패한 음식을 피하려는 공자의 노력이 향당편에 소개돼 있는 것이다. 이는 당시인 들에게 지키도록 한 권장사항이기도 했다.

필자는 위 글에서 특히 생강에 주목한다. 공자가 생강을 늘 달고 산 이유를 항균, 살균작용에서 찾고 싶다. 생강은 소화액 분비를 촉진하고, 위장운동을 활발하게 한다. 장내 이상발효를 억제하고 가스 배출을 원활하게 한다. 또 강한 살균작용이 있다. 수산물인 활어 회를 먹을 때 생강을 곁들이면 식중독 예방을 기대할 수 있는 이유다. 생강은 소화를 촉진시키면서도 항균작용을 해 부패를 막는 효과가 있다. 상한 음식을 먹으면 탈이 나고 필연적으로 입에서 악취가 나게 된다. 소화기나 호흡기에서 나는 역겨운 냄새가 입으로 나오게 된다.

동의보감에 생강의 효능이 기록돼 있다. 오장(五臟)에 작용하고 불필요한 담(痰)을 없애는 효능으로 '구토, 멀미, 딸꾹질, 가쁜 숨, 기침, 가래, 반위(反胃)-위암' 등의 치료재로 활용하고 있다. 이 같은 질병들은 입 냄새와 밀접한 관련이 있다.

대화할 때 구취는 큰 불편함이다. 공자는 당시에 강의를 많이 하고, 사람을 많이 만난 최고의 스타다. 대인관계에서 입 냄새에 극히 신경 쓸 수밖에 없다. 공자는 생강으로 입 냄새를 막으려고 한 것이다.

이 해석은 필자 이전에 이미 조선 12대 왕인 인종이 했다. 인종은 세자시절에 동궁의 관원들에게 생강을 선물하며 말했다.

"논어에서 공자의 섭생 기록을 보니, 생강을 끊이지 않고 먹었다. 이는 배부름이 목적이 아니다. 정신을 강하게 하고, 구취(口臭)를 제거하기 위해 복용한 것이다."〈중종 39년 5월 15일〉

공자는 구취, 입 냄새를 해결하기 위해 생강을 활용한 것이다. 또 인종이 공자의 입 냄새 해소법을 이해한 만큼 조선왕실에서도 생강이 구취 제거 용도로 활용됐음을 짐작할 수 있다.

예수,
향유로 발을 닦다

예수님은 사랑을 베풀기 위해 수많은 곳을 방문했다. 많은 말씀을 나누었다. 예수님이 태어나고 활동한 팔레스타인의 갈릴리 등 중동지역은 따가운 태양과 황량한 사막, 오아시스 등이 있는 열악한 환경이다.

사랑의 말씀을 전하기 위해 이곳저곳을 다니는 예수님의 여정은 고단할 수밖에 없다. 오래 걸은 예수님의 발은 부르텄을 것이다. 이때 신자는 예수님의 성스런 발을 씻겨 드렸다. 예수님이 파스카 축제를 엿새 앞두고 베다니와에 가셨다. 라자로의 집에서 예수님을 위한 잔치가 열렸다. 라자로의 여동생인 마리아가 나르드 향유 한 근을 예수님의 발에 부었다. 그녀는 자신의 머리카락으로 예수님의 발을 닦아 드렸다. 온 집안에 향기가 가득했다. 이때 훗날 예수를 배반하는 유다가 투덜거렸다. "향유를 팔면 삼백 데나리온은 받을 것이다. 그 돈으로 빈민을 구제하면 더 쓸모가 있다. 그런데 이게 무슨 짓인가."

300데나리온은 당시 근로자의 1년 연봉이다. 나르드 향유는 신부가 결혼할 때 가져가는 고가품이었다. 라자로와 마리아는 예수님을 위해 1

년 연봉을 아낌없이 쏟아 부은 셈이다. 이는 종교적 믿음이 뒷받침 된 행동이었다.

필자는 종교색채를 지우고 향유에만 관심을 가져본다. 나르드 향유는 역겨운 냄새를 없앤다. 위생여건이 좋지 않았던 옛 시대에는 지금보다 더 유용한 탈취제였다. 잔치 집에서는 여러 사람이 모인다. 많은 사람의 갖가지 체취가 진동한다. 분위기를 더욱 고조시키기 위해 축제마당을 향기로운 냄새로 지핀 행위로 이해할 수 있다.

향이 깊고 은은한 나르드는 향기가 널리 퍼지는 것을 의미하는 산스크리트어에서 왔다. 나르드는 히말라야 산맥과 중국 남부의 고지대에서 자라는 관엽감송(寬葉甘松)의 뿌리에서 얻는다. 한 뿌리를 증류해서 고작 한두 방울 얻는 귀한 향유다. 뿌리 지름은 1cm 이하로 하나이기나 여러 개가 합쳐진 것도 있다. 한의학에서는 감송(甘松), 시엽감송(匙葉甘松)의 뿌리를 말려서 약재로 사용한다. 약명 감송향(甘松香)이다. 고종 때 황필수가 지은 의서 방약합편의 방초(芳草: 향기 나는 한약) 편에 용례가 실려 있다.

동의보감은 약미(藥味)와 약성(藥性)에 대해 '맵고 달며, 따뜻하다'고 설명했다. '자생은 무더기로 하는데 잎이 가늘고 여러 가지 향을 만드는 데 쓴다.(본초). 또 성질과 맛이 유사한 삼내자(三柰子)가 있다. 여러 가

지 향료로 쓴다.(입문)'

 효능은 통증억제의 지통(止痛), 비기(脾氣)의 무력감을 다스리는 성비(醒脾), 막혀서 답답함을 풀어주는 개울(開鬱), 위의 기능을 강화하는 개위(開胃), 차갑고 삿된 기운을 정화하는 산한(散寒), 몸의 나쁜 기운을 몰아내는 벽악(辟惡) 등이다.

 동의보감은 감송과 함께 영릉향, 백단향, 정향, 팔각향 등을 배합해 몸에서 향기가 나는 처방을 했다. 겨울에 동상을 입은 손발을 치료하는 육향고(六香膏)에도 활용했다.

 감송은 전반적으로 기의 순환을 촉진하고 통증을 멎게 한다. 비위(脾胃)를 튼튼하게 하고, 위통(胃痛), 명치와 하복부 불편함을 치유하는 데 쓴다. 충치로 인한 치통, 두통, 우울증 등에도 처방된다. 적용되는 증상들은 입 냄새 유발 요인들이다. 감송의 향으로 입 냄새나 좋지 않은 몸 냄새를 직접 완화시키는 효과와 함께 내장질환을 치유해 냄새의 근본원인을 제거하는 효과도 기대할 수 있다.

동방박사,
세 가지 선물을 드리다

선물(膳物)은 타인에게 물건 등을 주는 행위나 그 물건이다. 선물은 생일, 승진 등 축하할 일에 많이 한다. 역사에 기록된 마음을 담은 정성의 선물 중 대표적인 게 성서에 나온다. 예수님의 탄생을 맞아 동방 박사 세 사람이 바친 예물이다. 선물은 황금, 몰약, 유향이다.

동방 박사의 출신지는 중동 지방의 동쪽이다. 메소포타미아 문명권, 그리스 로마 문명권에서 동쪽의 한계선은 관념적으로 인도였다. 예루살렘 지역에서 동쪽은 바빌론, 페르시아와 인도를 생각할 수 있다. 그런데 베들레헴의 예수탄생기념 성당의 모자이크 그림에 새겨진 동방박사는 페르시아 옷을 입고 있다. 동방 박사는 페르시아에서 온 천문학자나 현자로 볼 수 있다.

동방 박사는 빛이 솟는 동쪽 세상에서 가장 진귀하고 비싼 황금과 몰약, 유향을 예물로 갖고 온 것이다. 먼저 누런빛의 황금은 동서고금을 막론하고 진귀한 대접을 받은 금속이다. 고대인들은 태양신을 경배하기 위해 예물로 올렸다. 동방 박사들은 아기 예수를 태양신으로 본 셈이다. 기독교에서는 황금이 위대한 임금을 상징하는 것으로 본다.

다음, 천연고무수지인 몰약(沒藥)이다. 아라비아와 아프리카 북부에 자생하는 미르라(myrrha) 나무에서 채취한 갈색 덩어리로 미라를 만들 때 방부제로 활용됐다. 알코올에 녹이면 생활에 유용한 향료가 된다. 동방 박사들은 아기 예수에게 향료로 올렸을 것이다. 몰약은 황금 못지 않게 높은 가격이었다. 악취를 없애고 방부 효과가 있는 몰약을 신학자들은 예수님의 십자가 죽음, 즉 사망 후 몸의 방부처리를 상징하는 것으로 해석한다.

마지막으로 유향(乳香)이다. 기원전 7000년 경 부터 오만에서 상품화된 유향은 낙타를 통해 고대 이집트로 수출됐다. 고대의 신전에서 종교의식, 방향제로 활용했다. 고대 그리스와 로마에서도 진귀한 대접을 받았다. 황금 보다 비싼 가격으로 거래됐다. 종교 행위 때 유향을 태운 향기를 신에게 바쳤다. 예수에게 유향을 선물한 배경도 종교적 의식으로 볼 수 있다. 유향은 예수님을 거룩한 사제나 신으로 생각한 것임을 짐작할 수 있다.

몰약과 유향은 한의학에서도 중요하게 취급한다. 몰약은 종창의 특효재다. 동의보감의 입문에는 '파사국송지야(波斯國松脂也) 파혈소종지통(破血消腫止痛) 위창가기약야(爲瘡家奇藥也)이라고 했다. 파사국에서 나는 소나무 진액으로 뭉친 혈을 풀어주고, 부은 종기나 상처를 치료하는데 종창 치료에 신비한 약재라는 뜻이다. 또 몰약의 특징으로 성(性)

이 평(平)하고, 온(溫)하며, 맛은 쓰고 신데 독이 없음을 들었다.

　유향도 동의보감에 소개돼 있다. '유향은 남해와 파사국(波斯國)에서 나는 소나무의 진액이다. 풍수(風水)와 독종을 치료한다. 삿된 기운을 없애고, 명치끝의 통증과 주기(疰氣) 등을 낫게 한다. 귀가 안 들리고, 중풍으로 인한 치아 이상, 여성의 혈기증(血氣證) 개선, 피부가 허는 증상을 완화시키고, 설사와 이질을 그치게 한다.' 파사국은 이란 지역의 고대 국가인 페르시아의 한 나라다.

　몰약과 유향은 향기 나는 약재다. 사막의 나라, 뜨거운 나라에서는 입 냄새와 체취를 없애는 향기로운 약재가 더 필요하다. 아라비아의 오만과 페르시아를 거쳐 중국과 한국에 구취와 악취를 사라지게 하는 향료의 유입은 자연스러웠다. 이 약재들의 성분은 한국과 중국에 와 다양한 치료효과로 발전했다. 동방박사가 예수님께 선물한 몰약과 유황은 한의학에서도 중요한 약재다.

히포크라테스, 포도주를 담그다

'인생은 짧고 예술은 길다.' 이 말은 기원전 400년 무렵에 산 히포크라테스의 전집에 나온다. 약 60권의 책과 문서로 구성된 전집 중 금언집에 실려 있다. 서양 의학의 비조인 그는 왜 예술을 말했을까. 그는 예술을 적시하지 않았다. 그가 실제로 말한 것은 의술이다. 히포크라테스가 쓴 고대 헬라어 '테크네(techne)'가 라틴어 아르스(ars)로 바뀌고, 영어 '아트(Art)'로 옮겨지면서 예술로 변형된 것뿐이다. 고대 그리스에서 테크네는 기술, 기법 등을 의미했다. 의사이자 철학자인 히포크라테스는 의료기술을 테크네로 표현한 것이다.

히포크라테스는 신(神)에 의지하던 의술에서 인간이 치료하는 자연과학적 의학을 주장했다. 초자연적, 종교적 속박에서 벗어나 합리적 의술을 추구했다. 히포크라테스에 대한 최초 기록은 플라톤(기원전 427~347년)이 남겼다. '프로타고라스'에서 '돈을 지불할 가치가 있는 의사'로 소개했다. '파이드로스'에서는 인간본성의 철학과 기술의 의학을 동시에 다루는 의사'로 표현했다. 아리스토텔레스(기원전 384~322

년)도 '정치학'에서 그를 위대한 의사로 인식했다.

당대의 철학자들이 기록할 정도로 그는 대단한 의사였다. 당시 명의는 대대로 의술을 가업으로 전승한 의사였다. 고대 그리스인도 현대인처럼 생로병사에 민감했다. 이에 의술이 번성했고, 가업으로 잇게 됐다. 의사들은 의술의 명가를 이룬 아스클레피오스의 후손임을 내세우곤 했다. 히포크라테스도 그 중의 한 명이다. '히포크라테스 선서' 첫머리에 아스클레피오스를 포함한 집안 의사들이 소개된다. "나는 의사인 아폴론, 아스클레피오스, 히게이아, 파나케이아를 두었다. 모든 신의 보살핌을 받았다. 그들로 나의 증인을 삼는다."

임상사례의 합리적 의학을 주장한 히포크라테스는 신의 의술을 통해 권위를 더하려고 한 듯하다. 선서에서 의술의 신들을 먼저 언급한 데서 유추할 수 있다. 또는 신이 지배하는 세상에서 자연과학적으로 접근하기 위한 과도기적 선택일 수도 있다. 실증의학을 추구한 그의 관점은 한의학과 통하는 부분도 있다. 질병의 원인을 기후 풍토의 자연환경, 섭생, 인간의 체질로 파악하는 점이다. 그는 인간의 구성요소인 4액체(혈액, 점액, 황담즙, 흑담즙)가 온냉건습(溫冷乾濕)과 맞물려 건강이 좌우되는 것으로 보았다.

임상 사례를 꼼꼼하게 기록한 그는 입 냄새 의견을 '인상학의 판단'에 남겼다. '구취는 간이나 폐가 상한 탓이다. 이 경우 때로는 사리분별력이 떨어진다. 허망, 교활, 탐욕으로 약속을 잘 지키지 않는다. 그러나 건강해 향기로운 냄새가 나는 사람은 반대의 상황이다.' 히포크라테스는 구취 치료 방법으로 포도주에 시라자 열매와 아니스 열매를 섞어 가글 하도록 했다.

포도주는 향이 좋아 입 냄새를 어느 정도 중화시킬 수 있고, 시라자와 아니스는 한약재로도 쓰는 향료다. 미나리과 식물인 시라자는 소회향(小茴香)이라고도 한다. 가래약, 구풍약으로 쓴다. 따뜻한 성질의 열매는 매운 게 특징이다. 식욕을 북돋고, 기의 순환을 촉진해 한사(寒邪)를 없애며, 비(脾)와 신장을 따뜻하게 한다.

아니스도 미나리과 한해살이풀로 향기롭고 달콤하다. 음식과 술의 맛을 내는 향료로 인기가 높다. 치약 원료로도 사용된다. 속을 따뜻하게 해주는 성질이 있어 소화촉진, 혈액순환에 도움이 된다. 고대 이집트에서는 미라 보존재로 사용했다.

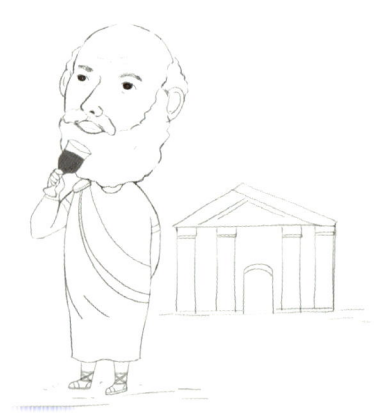

화타, 인진쑥으로 "유레카"를 외치다

"삼월 인진쑥, 사월 제비쑥!" 중국의 전설 속 '명의' 화타가 외친 말이다. 마치 기원전 220년경의 고대 그리스 물리학자 아르키메데스가 무릎을 친 "유레카!"와 비슷한 외침이다. 아르키메데스는 왕으로부터 금관이 순금인지, 은이 섞인 것인지 감정을 지시받았다. 숙고하던 아르키메데스는 목욕탕에서 몸의 부피만큼 물이 흘러넘침을 보고 왕관의 성분을 알 수 있었다. 그는 문제를 푼 기쁨에 벌거벗은 채 목욕탕에서 뛰쳐나와 "유레카~"를 외쳤다.

아르키메데스가 해법을 찾은 약 400년 후, 중국에서도 한 사람이 유레카를 외친다. 동한(東漢) 말기의 의사인 화타다. 동양의학의 수호신격인 그는 황달 치료에 좋은 인진쑥의 효과가 수확과 제조시기에 따라 효능의 차이가 있음을 확인했다. 이를 뒷사람들에게 알리기 위해 '삼월의 인진쑥은 병을 고치는데 비해 사월의 제비쑥은 불쏘시개'라는 슬로건을 작성했다.

의사로서 학문이 높은 화타는 약초 전문가이기도 했다. 하루는 비쩍 마르고 얼굴이 생강처럼 노란 환자가 찾아왔다. 황달이 몹시 심한 그는 폐도 많이 손상된 상태였다. 천하의 명의인 화타도 포기할 수밖에 없었다. 소득 없이 돌아간 환자는 죽는 날만 기다렸다. 6개월 후에 화타는 우연히 길에서 환자를 보았다.

 곧 죽을 것으로 보였던 환자는 얼굴에 화색이 돌고, 몸에 살이 제법 붙어 있었다. 화타는 완치된 그에게 치료과정을 물었다. 환자는 "치료를 받은 적이 없다. 다만 배가 고파서 들의 풀을 한 달 동안 뜯어먹었다"고 했다. 화타는 환자가 먹은 제비쑥으로 다른 황달 환자를 치료했다.

 그러나 효과가 없었다. 화타는 병이 나은 환자를 찾아가 다시 풀로 배를 채운 시기를 물었다. 그는 양식이 다 떨어진 보릿고개 삼월이라고 했다. 화타는 약초를 매달 수확해 약효를 실험했다. 그 결과 삼월에 수확한 쑥이 가장 효과가 좋음을 확인했다. 화타는 약효가 가장 좋은 시기의 쑥을 인진(茵陳)쑥으로 부르게 했다.

 사철쑥, 생당쑥으로도 불리는 인진쑥은 한겨울에도 죽지 않는 강한 생명력이 돋보인다. 조선 영조 때 읍지(邑誌)를 모아 책으로 편찬한 여지도에는 진상품으로 소개된다. 고산지대인 강원도와 황해도의 백천, 수안, 은율에서 대비전, 대전, 중궁전, 세자궁에 올렸다는 것이다.

 인진쑥은 약재로서 진상되었다. 황달의 탁월한 효과외에도 소화촉진, 혈행개선, 간장보호, 이뇨, 이담, 해열, 부인병 효능을 도성의 의원들이 주목했다. 문헌마다 더위지기, 인진호, 사절봉으로도 표현된 인진쑥에 대해 동의보감은 '풍습과 한열을 다스린다. 열로 생긴 황달, 배뇨장애를 치료한다'고 기록했다.

인진쑥의 소화기능은 스코파론, 카필라린 등의 성분이 다량 함유와 관련이 있다. 이 물질들은 담즙분비를 촉진시킨다. 또 이담작용도 담즙을 많이 나오게 한다. 황달 치료에 도움이 되는 원리다. 알칼리성 식품인 인진쑥은 섬유소와 미네랄이 풍부하다. 장운동을 원활하게 해 변비 해소에 좋고, 피부에 탄력을 심어준다.

간의 해독작용과 위장기능 증진에 효과적인 인진쑥의 또 다른 기능은 구취제거다. 심한 입 냄새를 없애고 구강염을 치료하는데 쓰인다. 생잎을 물고 있거나 씹으면 악취가 많이 가신다. 또 인진쑥 담배를 피우는 방법도 있다. 음력 3월에 채취한 쑥을 건조시킨 뒤 잘게 썬다. 이를 담배처럼 말아서 하루 2-3대씩 피운다. 연기를 입안에 머금는 방식을 여러 차례 하면 구취가 많이 완화된다. 또 해독작용과 살균작용을 해 구강 건강관리에 좋다.

아르키메데스의 유레카, 화타의 삼월인진쑥! 구취해소, 입 냄새 제거에 아르키메데스와 화타처럼 유레카를 외치는 방법은 무엇일까. 해답 중의 하나가 인진쑥이다.

조조,
제갈량의 구취를 조롱하다

제갈량은 중국 삼국시대 촉한(蜀漢)의 정치가다. 유비를 도와 손권, 조조와 중국의 패권을 다툰 인물이다. 명성이 높은 그를 영입하기 위한 유비의 삼고초려(三顧草廬) 고사는 잘 알려져 있다. 중국 못지않게 우리나라에서도 유명한 제갈량은 만년 스트레스를 달고 살았다. 전쟁의 시기에 태어난 그는 자주 전선에 가고, 수시로 전략을 수립해야 했다. 그런 탓인지 그는 구취로 고생한 듯하다. 제갈량이 입 냄새로 고민했을 개연성을 소금과 정향에서 찾을 수 있다.

예나 지금이나 생존의 필수요소는 '빛과 소금'이다. 이 용어는 원래 기독교에서 사용됐는데 요즘에는 사회 전반으로 확산됐다. 기독교에서 빛은 예수님을 모델로 한 모범적인 삶이고, 소금은 자기희생적 사회적 삶이다. 빛과 소금이 동서고금을 막론하고 생존 요소로 된 것은 생명과 직결되기 때문이다.

빛을 보지 않으면, 태양이 없는 세상이므로 인간은 현실적으로 살 수 없다. 소금을 먹지 못해도 살 수 없다. 소금을 구황염(救荒鹽)이라고 부른 이유다. 통치자는 백성들에게 빛과 소금이 되고자 노력했다. 동양에서 빛(光)으로 표현되는 임금은 백성에게 안정적 소금공급을 목표로 삼았다. 이를 위해 오랜 기간 나라에서 관리하는 생필품으로 묶었다. 또 흉년이 들어 기아에 허덕이던 백성을 구휼할 때 곡식과 함께 소금도 내렸다. 염분이 부족해도 생명이 위험하기 때문이다. 그렇기에 위정자는 소금 확보에 정권의 사활을 걸었다.

삼면이 바다로 개펄이 잘 발달된 우리나라는 소금 구하기가 한결 수월했다. 그러나 내륙의 나라는 그렇지 않다. 중국 삼국시대의 촉한은 바다를 볼 수 없는 나라였다. 이 나라를 다스리는 재상 제갈량의 고민 중 하나는 소금 확보였다. 적대국인 손권의 오나라에서 수입할 수 없는 처지였다. 제갈량은 사천성의 성도 등에서 소금 우물을 개발했다. 소금 돌인 암염이 지하수를 만나 녹은 우물물을 찾아내 소금을 만들었다.

나라 곳곳에 구멍을 뚫은 결과 소금을 자급자족할 수 있었다. 이는 군사력 증강과 백성의 건강생활에 큰 변화를 가져온다. 군사들은 오랜 행군과 전쟁을 한다. 땀을 다량으로 흘려 탈수 증세가 올 수도 있다. 또는 현기증이나 무기력으로 전투력에 큰 손실이 올 수 있다. 이때 염분을 공급하면 신체리듬을 되찾을 수 있다.

또 소금은 구강 건강을 개선 한다. 염분이 결핍되면 소화액 분비가 준다. 소화액 감소는 위에 열이 쌓이는 원인이 된다. 위장 질환 또는 불완전한 소화로 인한 화(火)가 상승해 호흡기에서 냄새가 날 수가 있다. 소화액 분비가 적어지면 식욕감퇴, 침의 감소가 연쇄적으로 일어난다. 구강 환경이 나빠져 구취 유발 요인이 된다. 이 경우 소금으로 치약을 대신해 일정부분 여건을 개선시킬 수 있다. 소금우물의 개발은 전투력 향상과 백성의 건강을 크게 증진함은 물론 군사들의 입 냄새 제거에도 기여를 한다. 구취 개선에 도움 되는 소금은 입 냄새를 제거하는 익지인의 익은 열매를 말린 것 등을 달일 때도 활용된다.

　소금이 구취제거의 간접 매개체라면 계설향(鷄舌香)은 직접적으로 입 냄새를 없앤다. 제갈량은 계설향을 적장인 조조로부터 선물 받는다. 제갈량은 조조로 부터 편지 한 통과 함께 5근의 계설향을 받았다. 향이 강하고 살균력이 있는 계설향은 정향(丁香)이라고 하는 한약재다. 계설향을 입에 머금고 있으면 구취가 중화된다. 조조가 계설향을 선물한 것은 편지에 쓴 대로 제갈량을 향한 작은 정성으로 생각할 수 있다. 한편으로는 제갈량의 입 냄새를 조롱하기 위한 의도가 있을 수도 있다.

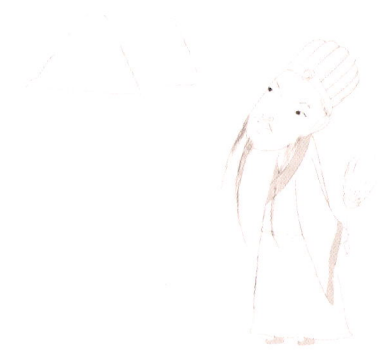

측천무후,
구취남을 외면하다

측천무후는 중국의 여걸이다. 당나라 임금인 아들 예종을 폐하고 스스로 황제가 된 여인이다. 그녀는 690년에 주(周)나라를 세우고 15년 동안 통치했다. 81세까지 장수한 그녀는 노년에도 성(性)을 즐겼다.

측천무후는 당초 태종 이세민의 어인이었다. 태종에게서 미(媚)를 이름으로 받았다. 태종 사후 출가를 한 그녀는 고종의 후궁이 되어 다시 궁을 찾았다. 그녀는 고종과의 사이에서 4남 2녀를 두었다.

그녀의 야망은 이름인 '비출 조(曌)'에서도 엿볼 수 있다. 이 글자는 해(日)와 달(月)이 하늘(空)에 떠있는 모습을 형상화 한 것이다. 태양이 되어 온 세상을 쥐락펴락한다는 의미다. 영웅본색이라고 했다. 여걸인 그녀는 남성에 관심이 많았다. 여러 남성을 총애했다. 그들은 한결같이 체격 좋고, 두뇌 뛰어나고, 외모도 빼어났다. 또 침대 기술도 빼어났다. 출세지향의 많은 남성이 황제인 그녀에게 수청 들기를 희망했다.

그 중의 한 명이 송지문이다. 당나라 초기의 뛰어난 시인으로 처세도 능수능란했다. 그의 능력은 조선의 학자들도 인정했다. 대제학을 지낸

서저정은 시를 쓰면서 '총애의 은택은 수포가 새롭다'는 측천무후와 송지문 사이의 이야기를 인용했다. 수포(獸袍)는 짐승 무늬가 수놓인 금색비단의 도포. 측천무후는 연회에서 대신들에게 시를 짓게 했다. 빼어난 시를 가장 먼저 쓴 사람에게 도포(錦袍)를 주기로 했다. 동방규의 시가 좋은 글로 뽑혔다. 그가 도포를 상으로 받았다. 그런데 직후에 제출한 송지문의 시가 더 좋아 보였다. 측천무후는 동방규에게 내린 도포를 빼앗아 송지문에게 입혀 주었다.

출세의 길을 본 송지문은 측천무후의 요강을 드는 것도 마다하지 않았다. 송지문은 측천무후의 남자가 되기를 희망했다. 측천무후는 글 좋고, 얼굴 잘 생기고, 매너 좋은 그를 가까이 했다. 하지만 잠자리만은 하지 않았다. 송지문은 간절히 원하는 연서를 보냈다. 그래도 그녀의 침실에는 들어갈 수 없었다. 칠순의 측천무후는 사랑에 목마른 송지문에게는 눈감은 채 손자뻘인 젊은 장역지 장창종 형제를 품에 안았다.

사람들은 측천무후의 남자인 그들에게 아첨을 했다. 꽃미남인 그들을 연꽃에 비유했다. 그럴수록 송지문의 마음은 타 들어 갔다. 송지문은 어느 날 충격을 받는다. 측천무후가 말한 자신이 안 되는 이유를 들었기 때문이다.

"송지문은 다 방면에 뻬어나다. 그러나 단 한 가지는 알지 못한다. 자신의 입에서 나는 냄새다." 이를 전해들은 송지문은 부끄러웠다. 입 냄새를 알지 못하고 돌진한 행위를 되돌아봐졌다. 그는 이날부터 측천무후를 볼 때 입에 정향나무를 물었다. 이 나무는 입 안과 혀가 허는 구설생창(口舌生瘡), 입 냄새인 구취(口臭), 날이 갈수록 이가 흔들리는 풍랭치통(風冷齒痛) 치료제 약재로 쓰인다.

구취로 인해 사랑을 이루지 못한 송지문은 아픈 가슴을 시로 달랬다. 당문수(唐文粹) 17권에 실린 명하편(明河篇)이다. 당시 젊은 수재들은 북문학사(北門學士)에 보임되었다. 송지문도 북문학사를 희망했다. 측천무후는 허락하지 않으며 "그에게는 입 냄새가 난다"고 했다.

구취로 인한 송지문의 아픔은 '명하편'이라는 시로 오늘날에도 전해지고 있다.

팔월(八月)의 서늘한 바람 하늘 기운 맑네.

만리(萬里)에 구름 없고 은하수(銀河水) 총총하네.

서울의 높은 성은 하늘 높이 솟았으니

밤마다 은하수 물결은 천 개의 궁문(宮門) 가운데에서 보이네.

(――― ―――)

백설공주,
왕자의 기습 키스에 당하다

백설공주와 이웃나라 왕자의 사랑은 지고지순하다. 독일의 작가 그림 형제의 동화집에 실린 백설공주와 일곱 난쟁이 이야기는 애니메이션을 비롯하여 뮤지컬, 영화, 연극 등으로 무대에 수시로 오른다. 어른의 상상 속 향수를 자극하고, 어린이의 무한 감수성을 키워주는 좋은 작품인 까닭이다.

 백설공주는 눈처럼 흰 피부에 앵두 같은 붉은 입술, 반짝이는 검은 머리를 지녔다. 동양적 이미지의 서양 미인으로 세상에서 가장 아름다운 소녀였다. 백설공주는 어릴 때 어머니를 잃는다. 계모인 새 왕비는 질투의 화신이었다.

 그녀는 마술 거울을 통해 자신이 세상에서 두 번째로 예쁘고, 첫째 미인은 공주임을 안다. 그녀는 사냥꾼에게 첫 번째 미인을 죽이도록 한다. 사냥꾼은 차마 공주를 죽이지 못하고 숲속에 버린다. 공주는 숲속의 작은 오두막에서 일곱 난쟁이의 도움으로 살았다.

 계모인 왕비는 오두막으로 찾아가 공주의 목을 조르고, 독을 묻힌 빗으로 머리카락을 빗겼다. 또 독이든 사과를 먹인다. 결국 공주는 쓰러졌고, 죽음과 같은 깊은 잠에 빠진다. 일곱 난쟁이는 죽은 공주를 유리관에 눕힌다.

며칠이 지났을까. 슬픔에 젖은 난쟁이들 앞에 이웃나라 왕자가 나타난다. 그는 공주의 아름다움에 끌려 키스를 한다. 달콤한 키스에 공주의 목에서 독이든 사과 조각이 튀어나온다. 깊은 잠에서 깨어난 공주는 전후사정을 알게 된다. 백설공주는 백마 탄 왕자와 행복한 삶을 산다.

해피엔딩인 이 동화에서는 몇 가지 생각할 점이 있다. 먼저, 의학적 의문이다. 공주는 며칠 동안 숨을 쉬지 않은 것으로 보인다. 그렇다면 소생할 수가 없다. 다음, 법률적 의문이다. 왕자의 키스 정당성 여부다. 죽은듯한 공주는 왕자의 키스를 동의할 수 없었다. 그렇다면 왕자의 키스는 성추행에 해당할 수도 있다. 물론 주위사람으로부터 공주의 상황을 듣고 살리려고 한 키스라면 정당행위다. 마지막으로 생리적 의문이다. 생체반응이 없는 사람과의 키스는 불가능에 가깝다. 가벼운 입맞춤은 가능하다.

구취를 연구하는 필자는 이와 함께 입 냄새에도 주목한다. 만약 며칠 동안 호흡이 정지되었다면 부패가 상당히 진행되었다. 또 단지 의

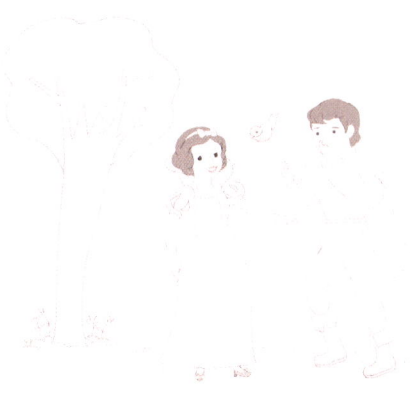

식불명 상태라고 해도, 며칠 동안 음식섭취를 하지 않은 탓에 구취가 지독할 수밖에 없다. 입 안이 메마르면 구취를 유발한다. 침 분비와 혀 운동은 공복시간이 길수록 줄어든다. 또한, 바이러스가 크게 늘어난다. 입 냄새 유발의 적합조건이 된다. 이 같은 심한 구취 속에서 왕자는 공주에게 키스를 한 셈이다. 왕자의 행위는 지독한 입 냄새에도 불구하고 본능적으로 인공호흡을 한 의료인의 행위로 보는 게 타당할 수도 있다.

아이스맨,
구취와 함께 깨어나다

 5천 년 전의 사람은 입에서 어떤 냄새가 났을까. 5천여 년 전은 청동기와 철기의 과도기다. 이 무렵의 사람은 지역에 따라 나라를 세우기도 하고, 부족 단위로 생활도 했다. 경제 형태는 수렵, 채집, 농업, 목축 등으로 다양하다. 섭생은 육류에서 곡식, 채소류 섭취로 이행하는 시기다. 의료 수준은 자연을 활용하는 정도였다. 구강 위생은 극히 불량한 편이었다. 입 냄새가 현대인에 비해 심했을 개연성이 있다.

 BC 4000~BC 4300년에 살았던 사람을 통해 입 냄새 정도를 가늠해본다. 1991년, 이탈리아와 오스트리아의 국경인 알프스의 빙하에서 고대인의 미라가 발견됐다. 미라가 잠든 곳은 해발 3210m 지점이다. 화살에 맞아 숨진 그는 빙하에 갇혔다가 지구 온난화로 얼음이 녹아 5300년 뒤에 존재가 드러났다. 연구 결과 그의 신원이 밝혀졌다. 그의 이름은 발견 지명을 따 오치로 붙여졌다.

 이름: 오치, 별명: 아이스맨, 성별: 남자, 인종: 유럽형 백인, 모발: 갈

색, 혈액형: O형, 나이: 45세, 키: 165cm, 몸무게: 50kg, 질병: 관절염, 사망 원인: 화살

오치가 입고 있던 의복과 사용한 도구는 매우 정교했다. 그는 항생제 성분의 버섯도 휴대했다. 몸에는 문신도 했고, 관절염 치료를 위해 침을 맞은 흔적도 있다. 침 흔적은 등의 경혈, 관절 경혈에서 보인다. 장기도 섭생을 알 정도로 잘 보존됐다. 그는 빵과 곡물류, 녹말 함량이 높은 식품을 주로 섭취했다. 이로 볼 때 오치는 당시대의 상류층으로 추정된다.

그러나 구강위생은 극히 열악했다. 유럽구강과학저널의 보고에 의하면 오치의 치아는 에나멜이 심각하고, 플라그가 쌓였다. 온통 충치인 치아는 마모 되었고, 몇 개는 상태가 심각했다. 당연히 구취가 심했다.

입 냄새는 치아관리, 섭생과 관련 있다. 당시 이 지역은 농업이 발달했다. 오치는 수렵과 채집에 의한 섭생이 아니라 조리를 한 익힌 음식을 먹었다. 음식을 조리할 때는 맛을 내기 위해 다양한 식재료를 더한다. 이는 치아 건강에 부정적 영향을 미친다. 치아 관리를 하지 않으면 농업시대가 수렵 시대에 비해 이를 쉽게 상하게 할 수도 있다.

그런데 오치는 양치를 하지 않았다. 먹고 난 뒤 이를 닦지 않았기에

급격하게 치아 손상이 됐다. 그나마 섭취한 단단한 미네랄 성분이 양치 역할을 해 치아가 버티는 정도였다.

학자들은 오치가 구강위생 불량으로 구취가 심한 것으로 보았다. 이는 위장의 기능도 약했을 가능성을 의미한다. 치아의 건강이 악화되면 씹는 기능이 약해진다. 저작기능이 떨어지면 음식을 충분하게 씹지 못하고 삼키게 되고, 소화력이 떨어지게 된다. 특히 육류는 더욱 소화시키기 못하게 된다. 이 경우 위와 장에서 음식의 부패가 진행된다.

위장에서 음식이 부패하면 혈액이 오염돼 탁해진다. 위장에는 과부하가 걸려 열이 발생한다. 담즙도 지나치게 분비된다. 전체 장기가 약해지는 악순환이 될 수 있다. 위와 장, 담의 열 발생과 기능 저하는 구취를 더 심하게 한다. 입 냄새는 호흡을 타고 입으로 나오게 된다. 아이스맨 오치는 구강위생 악화와 소화기능의 저하로 심각한 구취에 시달린 것으로 생각할 수 있다.

천연치약으로
구취를 다스린 아랍인

입안의 건강은 문명 수준과 비례한다. 경제가 발달하면 의학 수준도 높게 된다. 구강 위생도 좋아진다. 고대의 선진지역은 문명발상지다. 나일 강 유역, 메소포타미아 지역, 인더스 강 주변, 황허 인근이다. 메소포타미아 문명 영향권 사람은 입 냄새에도 민감했다. 식사를 한 뒤 이쑤시개로 음식 찌꺼기를 제거했다.

그러나 치아 위생에는 한계가 있었다. 다른 방법을 찾아야 했다. 고대 바빌로니아인들은 구취를 없애고, 치아를 깨끗하게 하기 위해 씹는 나무를 찾아냈다. 향기가 나고 섬유질이 많은 나뭇가지(chewingstick)를 씹었다.

이는 칫솔과 껌의 역할을 동시에 했다. 섬유질은 치아에 묻은 찌꺼기와 치태를 제거하는 데 좋고, 짙은 향기는 구취를 없애는 데 적합했다. 이 문화는 고대 그리스와 로마로 전해졌다.

메소포타미아 지역에서는 기능이 더 뛰어난 칫솔을 활용했다. 아랍의 전통칫솔이 된 시왁(siwak)이다. 겨자나무 종류인 살바도라 페르시카인 아라크 나무뿌리에는 비타민C와 미네랄 등 영양분이 많이 함유돼 있다. 또 토막 내 문지르면 질긴 솔처럼 나뉘어진다. 이 나무를 사용하기 편리하게 자른 게 천연칫솔 겸 천연치약 기능까지 하는 시왁이다. 옛 아랍인은 시왁 덕분에 동시대 다른 지역 인에 비해 구강 위생에서 앞설 수 있었다.

치아를 깨끗하게 하고 입안을 청결하게 하는 시왁은 사람들에게 큰 사랑을 받았다. 구강 청결제로, 신에게 기도할 때 몸을 정갈하게 하는 도구로도 사용했다. 아랍 문화는 기도하기 전에 얼굴부터 발까지 깨끗하게 한다. 시왁으로는 치아를 닦고, 혀를 깨끗하게 했다. 시왁 사용은 이슬람법전 하디스에도 나온다. 이슬람의 예언자 모하메드도 언급한 영향인지 신실한 아랍인들은 단순한 칫솔을 넘어 마음을 정화하는 도구로까지 인식한다. 사원에 갈 때나 친구를 만날 때도 주머니에 시왁을 휴대한 뒤 이를 닦는다.

시왁은 이슬람 문화와 함께 전파됐다. 중동지역은 물론이고 북아프리카, 동남아시아에도 수백 년 동안 사용됐다. 최근에는 시왁의 효과를 조사한 논문이 많이 나오고 있다. 모하메드 술탄 등은 시왁의 항균효과와 치아의 색상 향상을 발표했고, B. Logawa, VP. Anny, Mardiastuti HW, Zaenab는 시왁의 DNA 프로파일링 결정을 분석했다. 또 인도네시아 등 일부 국가에서 높은 유병률을 보이는 치주염 충치 등을 제어할 효과적인 항균작용으로서의 시왁을 연구하기도 했다.

시왁은 메소포타미아 문명권의 아랍인들이 찾아낸 천연칫솔이자 치약이다. 구취제거로 입 냄새 부담감을 더는 데 좋은 도구인 것이다. 이슬람 문화는 청결을 강조하고, 출혈이 있는 수술을 주저했다. 수술의학이 발달하기 쉬운 구조는 아니다. 이 같은 이슬람 문화에서 이와 마음을 깨끗하게 하는 시왁은 자연이 준 최고의 선물이었다.

2

우리 선조들의 구취 치료법

'백익일해(百益一害)' 마늘을 다스린 의사 환웅

환웅은 우리나라 첫 의사이고, 첫 고객은 웅녀. 하늘의 아들인 환웅은 인간세상을 널리 이롭게 하기 위해 지상에 내려왔다. 환웅의 첫 의료행위는 웅녀에게 한 마늘 처방이다. 환웅은 지독한 냄새에 숨어 있는 살균력 등에 주목했다. 마늘의 의료적 효능을 최초로 알고, 활용한 것이다.

삼국유사에는 민족의 뿌리가 게재돼 있다. 옛 기록을 인용한 웅녀 이야기다. 하느님의 아들인 환웅이 3천 명의 무리와 함께 인간 세상에 내려왔다. 신권을 상징하는 세 개의 도장인 천부인(天符印)을 지닌 환웅은 백산(白山)에 신시(神市)를 베풀었다. 환웅은 삼백 예순 가지의 세상일을 주관하며 인간 세계를 교화했다.

이 무렵 곰과 범이 사람 되기를 빌었다. 환웅은 곰과 범에게 영험한 기운의 쑥 한 심지와 마늘 스무 개를 주면서 말했다. "햇빛을 보지 않고, 쑥과 마늘로 일백일을 버티면 사람이 될 수 있다."

수행에 정진한 곰은 삼칠일(21일)만에 여자가 되었으나 중도 포기한

범은 꿈을 이루지 못했다. 환웅은 여인이 된 곰과 혼인 했으며, 환웅과 웅녀가 낳은 아들이 단군왕검이다. 하늘과 지상의 맺음으로 태어난 인간이 단군인 것이다.

환웅은 치료 약재로 수많은 식물 중에서 쑥과 마늘을 선택했다. 그 이유는 동굴이나 움집 생활을 하던 석기, 청동기 시대인 들의 열악한 상황에서 풀 수 있다. 동굴이나 움집, 풀집에는 해충과 비위생적 요소가 많다. 환웅은 쑥의 연기로 벌레 해충을 퇴치하고, 살균과 강정, 해독 기능이 있는 마늘로 몸을 보호하게 한 것이다.

마늘은 입 냄새의 원인이다. 생마늘을 많이 먹은 뒤 말하면 독한 냄새가 난다. 밀폐된 공간에서는 아예 입을 가리는 상대도 있다. 마늘은 양파, 고추, 겨자와 함께 구취를 유발하는 대표적인 식품이다.

사람에게는 약한 구취가 있다. 냄새는 생리적 현상이다. 대부분 의식하지 못한다. 그러나 악취가 심하면 구취로 표현한다. 원인은 충치 등의 입안 질환, 역류성식도염 등의 소화기 질환, 비염 등의 이비인후 질환 등 다양하다. 스트레스 세상인 요즘에는 매핵기(梅核氣)도 많다. 마늘 냄새의 지독한 냄새도 질환에 의해 발생하는 구취로 분류될 정도로 심하다. 그럼에도 불구하고 환웅은 마늘을 웅녀에게 복용시켰고, 여인이 된 그녀와 사랑의 키스를 했다.

'의사' 환웅은 마늘의 백익일해(百益一害)에 주목했다.

강한 냄새가 부담스럽지만 마늘은 성기능 강화, 살균, 정장(整腸), 소화기능, 보온, 노화방지, 혈액순환촉진, 피로회복 효과가 있다. 특히 결핵균, 호열자균, 이질균, 임질균에 대한 살균효과가 뛰어나 전통의학에서는 활용도가 높다.

허준의 동의보감에는 '종기와 풍증, 냉증, 나쁜 기운을 없앤다. 위를 따뜻하게 하고, 비장을 튼튼하게 한다. 설사와 구토, 근육의 뒤틀림에 좋다. 해충을 죽이고 전염병을 막는다'고 기록했다. 중국의 신농본초경에서는 마늘을 상약으로 분류했다. 오랜 기간 복용해도 해가 없는 약재로 설명했다. 장기 복용해도 몸에 해가 없는 상약으로 분류했던 것이다.

현대의학이 분석한 영양소도 다양하다. 탄수화물 20%와 회분 13.4% 외에도 단백질, 지방, 섬유질 뿐 아니라 각종 비타민, 글루탐산, 칼슘 등이 포함돼 있다.

마늘의 숨은 기능 중 하나가 성적 능력향상이다. 마늘에 함유된 단백질은 정자와 난자 생산을 촉진시킨다. 스코르디닌은 음경 해면체를 충만하게 한다. 정력 증진 효과를 기대할 수 있다. 환웅이 웅녀에게 마늘을 100일 동안 복용하게 한 것은 연인의 성적 매력과 출산력까지 염두에 둔 조치로도 풀이할 수 있는 부분이다.

고대에는 사람이 귀했다. 자손 번성이 가장 큰 목표였다. 생산력이 강한 여인이 필요했다. 생산력 차원에서 마늘은 의미 있는 식품이다. 하지만 환웅시대에도 마늘의 냄새로 인해 고민했을 것이다. 요리하는 과정에서 생마늘을 깨면 다량의 알리신을 섭취하게 된다. 독한 냄새가 나는 알리신은 알리나제와 산소의 만남으로 만들어진다. 마늘의 알라인인 휘발성 황을 포함한 단백질인 알리신으로 바뀐 결과 지독한 냄새가 난다.

환웅과 단군시대부터 이 같은 냄새를 없애는 법을 연구했다. 지금의 구운 마늘 등 다양한 냄새제거 방법이 발달했다. 환웅이 최초 처방한 마늘은 요즘은 최고의 건강식품으로 각광받고 있다. 미국 타임지는 2002년에 마늘을 세계 10대 건강식품으로 선정했다. 환웅이 처음 처방하고 단군의 후손이 사랑하는 마늘. 남은 하나의 숙제는 냄새다. 생마늘을 먹어도 구취, 입 냄새 부담이 없다면 마늘은 완전식품으로 각광받을 것이다.

극심한 스트레스로
구취가 유발된 단종

조선 역사에서 불운한 임금이 단종이다. 생후 3일 만에 어머니를 여읜 임금은 11세에 아버지도 잃는다. 단종은 조선사 최초의 적장자 군주다. 세종의 손자로 7세에 왕세손에 책봉 되고, 9세에 왕세자가 되었다. 2년 뒤에 아버지 문종이 승하 하면서 어린 임금으로 등극했다. 1452년 5월 20일이다.

어린 나이에 부모를 잃은 임금은 슬픔과 불안에 떨어야 했다. 단종이 즉위한 지 두 달도 안 되는 7월 6일 왕조실록에는 특별한 기사가 눈에 띈다. 재상인 황보인, 남지 등이 고기 섭취를 청하는 장면이다.

"졸곡(卒哭) 전에 병이 있으면 육즙(肉汁)을 섭취하라는 게 세종의 유교(遺敎)입니다. 성상께서는 어리고 혈기가 충실치 못합니다. 또 구역질 증세가 있습니다. 놀랍고 두렵습니다. 청컨대 육즙을 조금 드시옵소서."

이에 대해 단종은 내가 본래 구역질 증세가 있었다. 소식(素食)의 결과가 아니다. 임금은 전교를 한 뒤 통곡을 했다. 환관인 김연은 "성상께서는 매양 이 말을 들으시면 통곡하신다. 성상의 마음을 울적하게 하니 다시 아뢸 수는 없다" 고 했다.

　아버지 상을 당한 단종은 육식을 금하고, 매일 통곡하고 있었던 것이다. 예법에 얽매여 매일 음식도 제대로 섭취하지 않으면서 슬픔을 표하면 면역력이 극도로 떨어진다. 왕이 승하하면 왕족들이 병이 드는 사례가 많은 이유다. 세종은 이를 걱정했다. 아들인 문종에게 "진정한 효도는 생명의 보존"이라며 왕자들의 상례에 대한 지침을 내렸다. 그중의 하나가 졸곡 전에 몸이 상하면 고기를 들어 체력을 추스르라는 것이다. 울음을 마치는 졸곡(卒哭)은 상을 당한 지 3개월 정도 지날 때다.

　신하들이 진언을 할 때는 문종이 승하한 지 두 달이 조금 지난 때였다. 단종은 매일 육식금지는 물론, 음식도 절제하면서 곡을 했다. 소식(素食)은 고기나 생선이 없는 채식 위주의 음식이다. 황보인, 남지 등은 비탄에 젖은 어린 임금의 옥체가 상할까 봐 고기를 올리려고 한 것이다.

　이에 대해 단종은 "나의 구역질은 채식으로 인한 게 아니다. 부왕의 승하 전부터 구역질 증세가 있었다."며 육식을 하지 않는다. 실록으로 볼 때 단종의 구역질은 고질이다. 구역질의 원인은 다양하다. 단종의 구역질은 운동부족으로 유추할 수 있다. 신하들의 육식 건의 후에도 임금의 구역질은 계속

되고, 건강은 악화 되었다. 두 달 후인 9월 23일 김종서 등이 왕에게 걷기와 승마를 요청 한다. 슬픔에 젖은 임금이 영양 섭취도 제대로 안하고, 운동도 하지 않는 현실을 직시한 것이다. 스트레스성 구역질일 가능성이 높다.

어린이나 청소년에게 많은 구역질의 원인이 식적상(食積傷)이다. 어떤 원인에 의해 폭식을 하거나 급히 먹은 경우, 또는 늦은 밤의 식사로 인한 위장 장애가 원인이다. 단종은 음식을 절제했기에 식적상은 아니었다. 왕의 괴로움은 비위허약(脾胃虛弱), 심비허손(心脾虛損), 간위불화(肝胃不和), 담음조체(痰飮阻滯)로 설명될 수 있다.

단종은 어려서부터 구역질을 한 것으로 보아 원래 비장과 위장이 약한 비위허약(脾胃虛弱) 가능성이 있다. 또 어머니와 아버지를 잃은 아픔이 극도의 스트레스로 악화되는 심비허손(心脾虛損)도 생각할 수 있다. 정서적 불안은 간에 영향을 준다. 간에 문제가 있는 간위불화(肝胃不和)에 의한 구역질일 수도 있다. 아마 어린 단종은 위의 원인이 복합되면서 담음조체(痰飮阻滯)가 될 수 있다. 이는 기혈의 순환 이상으로 비위가 정상작용을 하지 못해 위장에 노폐물이 쌓이는 현상이다. 아래로 안정되어야 할 위기(胃氣)가 올라가면서 구역질과 함께 두통이 온다.

어린 임금의 구역질은 정서불안, 스트레스가 원인으로 보인다. 왕자 시절에는 어머니가 없는 아픔, 병약한 아버지에 대한 불안감을 가질 수 있다. 왕이 된 뒤에는 왕국을 이끌 책임감, 호랑이 같은 삼촌인 수양대군과 안평대군의 눈치를 보아야 하는 상황에서 침이 마를 게 뻔하다. 더욱이 즉위 2년 후에 계유정난으로 수양대군이 정권을 잡았다.

  어린 왕은 매일 근심으로, 걱정으로 살아야 했다. 극심한 스트레스는 소화기능에 이상을 일으키고 구취의 원인도 된다. 기록에는 단종의 증세가 구역질, 언어기능 등으로 단편적으로 나온다. 그러나 상황을 종합하면 스트레스성 구역질, 위장질환, 입 마름, 구취 등으로 고생했을 개연성이 있다.

구취로 민족을 구별하다

한민족과 만주족은 어떤 차이점이 있을까. 한민족과 만주족은 활동공간과 역사공간이 같았다. 혈연적으로 매우 유사하다. 일부에서는 같은 민족으로 보고, 일부에서는 다른 민족으로 본다.

민족의 개념은 다소 주관적이다. 국어사전에는 '일정한 지역에서 오랜 세월 동안 공동생활을 하면서 언어와 문화의 공통성에 기초하여 역사적으로 형성된 사회 집단'을 민족으로 정의하고 있다. 지금은 유전학적 유사성에 근거한 혈연관계를 살필 수도 있으나 전통시대에는 관념이 지배했다. '나와 같은 집단인가, 그렇지 않은가'라는 믿음에 달려 있었다.

만주족은 고조선의 구성원이었고, 부여와 고구려, 발해 등 한민족 국가의 일원이었다. 그러나 그들은 주류 세력이 아니었다. 인구가 많지 않고, 문화수준이 높지 않은 그들은 주류인 한민족이 볼 때 2등 시민에 지나지 않았다.

한민족의 만주족에 대한 시각은 야인(野人)이라는 표현에서도 나타난다. 야인은 들에 사는 사람이다. 문화적으로 앞선 한민족과 차별하는 표현이다. 전반적으로 한민족은 동반자인 만주족에 대해 같은 뿌리와 같은 혈연적 개념 보다는 문화수준이 낮은 다른 집단으로 생각했다. 이 같은 심리적 차별은 두 민족의 나라가 분명하게 갈라진 조선시대에 더욱 명확해진다. 조선시대에는 여진으로 불린 만주족을 깨끗하지 못한 존재로 보았다. 몸에서 냄새가 많이 나는 사람으로 인식했다. 이는 만주족의 생활에 기인한다.

후한서는 읍루족의 위생시설을 열악하게 표현하고 있다. 읍루족은 B.C 5~1세기에 만주와 연해주 일대에 살던 민족이며, 대다수는 훗날 만주족이 된다.

'읍루족은 토굴을 파서 살았으며 돼지를 길렀다. 돼지고기로 단백질을 보충하고, 돼지껍질과 털에서 의복을 얻었다. 만주의 혹독한 겨울 추위는 돼지가죽 옷을 입게 하였고, 돼지기름을 몸에 발라 추위를 이겼다. 여름에는 중요부분만 베로 가리고 다녀 거의 벌거벗은 상태로 지냈다. 집의 구조는 화장실을 가운데에 짓고 주변에 모여 살아 더럽고 냄새가 많이 났다.'

필자는 한민족과 만주족의 구분을 냄새 관점에서 접근한다. 조선시대에는 악취에 대한 시각이 둘을 구분하는 중요한 심리적 잣대가 되었다. 한민족은 깨끗한 사람, 만주족은 악취 나는 사람이라는 시각이다. 조선의 임금인 성종은 고약한 냄새가 나는 야인은 우리의 족속(민족)이 아니라고 말했다. 또 신하들은 임금이 냄새나는 여진(만주) 사신과의 대화에 대해 우려했다. 임금 앞에서 말하는 여진 사신의 몸과 입에서 나는 냄새를 불결하게 생각한 것이다.

성종 14년 9월 11일 임금이 냄새나는 여진 사신과의 대화에 대해 우려하는 글이 보인다.

上曰: "彼人等, 非我族類, 其心必異, 其爲防患, 不可不愼也." 瓊仝啓曰: "臣曾侍左右, 伏覩接見之時, 命野人陞御榻, 親接言語, 臣切寒心。野人腥膻之臭, 不可近也。請自今令通事, 傳言語, 勿令親接." 上曰: "欲使野人, 知其款厚之意, 則當如是也."

임금이 말했다. "저 사람들은 우리 겨레(族類)가 아니다. 속은 반드시 다른 마음일 것이다. 후환을 막기 위하여 삼가지 않을 수 없다." 이경동이 아뢰었다. "신이 일찍이 임금님을 좌우에서 모시었습니다. 임금님은 야인(野人)을 접견하실 때 어탑(御榻)에 오르도록 명하시어 친히 언어(言語)를 통하십니다. 신은 매우 안타깝게 생각합니다. 임금님이 야인의 비린내 나는 냄새를 가까이 하실 수는 없습니다. 청컨대 이제부터는 통사(通事)로 하여금 말을 전하게 하시고, 친히 접하지 마소서." 임금은 말했다. "야인으로 하여금 관후(款厚)한 뜻을 알게 하려면, 마땅히 이와 같이 해야 한다."

신하는 임금이 몸과 입에서 냄새나는 여진인과의 대화를 황송하게 생각한 것이다. 그러나 임금은 넓은 마음을 전하기 위해서는 통역을 두지 않는 직접 대화가 좋음을 설명한다. 사신을 가깝게 불러 통역을 두지 않은 채 직접 이야기를 듣겠다는 것이다.

신하는 야인에 대해 성전지취(腥膻之臭)로 표현했다. 성전(腥膻)은 고약한 누린내나 누린내 나는 더러운 물건이다. 조선인이 여진인 을 멸시하는 단어가 돼 냄새나는 오랑캐를 뜻하는 의미로 쓰였다.

나라의 사신이 몸이나 입에서 심한 냄새가 날 가능성은 적다. 그러나 신하는 야인에게는 냄새가 난다는 일반적 시각을 임금에게 아뢰었다. 한민족과 만주족은 혈연적으로, 지연적으로, 공간적으로 같은 족속으로 여길 수도 있다. 그러나 조선인들은 문화적으로 낮고, 열악한 생활 탓에 입 냄새를 비롯한 고약한 체취가 나는 여진인을 다른 족속으로 인식하는 경향이 강했다.

구취, 입 냄새, 체취로 인해 한민족과 만주족이 갈라졌다고 하면 터무니없는 비약일까. 일말의 가능성 있는 풀이다. 여진인 이 한민족과 다른 냄새가 난다는 것은 선입견일 수 있다. 그러나 사람의 행동은 실제 사실 보다는 인식에 지배되기 때문이다.

영조,
입 마름에 한숨 짓다

조선 후기 르네상스의 주역인 영조는 스트레스 왕이었다. 영조는 청소년과 청년기를 삶과 죽음의 문턱에서 고민했다. 왕조시대에서 임금이 되지 못하는 왕자는 언제 죽을지 모르는 운명이다.

특히 정쟁이 계속되고 정정이 불안했던 조선 후기의 왕자는 금지옥엽 신분과 파리 목숨 사이를 오락가락 했다. 숱한 역모 사건에 연루돼 천수를 누리기 어려웠다. 그것도 거의 다 자신의 의지와는 상관없었으며, 본인도 모르는 사이에 타인에 의해 진행 되었다.

영조의 어진에는 미래가 불투명한 왕자의 고민이 투영돼 있다. 왕자 시절인 스무 살 무렵 초상화의 인상은 극히 날카롭고 신경질적이었으며, 몸도 삐쩍 마른 모습으로 불안한 심리를 읽을 수 있다. 아버지 숙종은 거듭 정쟁을 일으켜 왕권을 강화했다.

이 과정에서 많은 신하의 죽음과 인현왕후, 희빈 장 씨의 비극을 목도했다. 이복형인 세자와 영조 그리고 이복동생인 연령군 등 왕자들의 운명도 예측불허였다. 불안에 떤 왕자는 예민할 수밖에 없다. 불같이 화를 내고, 일상에서 가리는 게 많았다. 감정기복이 심하고, 본능적 자기애 성향 탓에 사람을 믿지 못하는 경향이었다.

며느리인 혜경궁 홍씨는 영조가 정치적으로 생사를 넘나드는 과정에서 신경증을 앓았다고 했다. 만성 스트레스는 소화불량을 부른다. 영조는 왕위에 올라 죽음의 그림자에서 벗어났어도 소화 기능이 원활하지 못했다. 소식을 하고, 부드러운 죽으로 위장을 다스려야 했기 때문에 냉면처럼 차거나 설익은 음식은 피했다.

소화불량, 스트레스, 불안 등은 담적(痰積)의 원인이 된다. 승정원일기에는 영조는 담증(痰證)을 내리기 위해 떡국을 찾는 모습이 보인다. 독소가 몸에 쌓이는 담적병은 면역력 약화를 부른다. 소화 시켜야 할 내용물이 쌓이기에 위장은 과부하가 걸린다. 더 많은 에너지가 필요해 화(火) 기운이 차게 된다. 화는 호흡을 통해 입 밖으로 나온다.

이 때문에 입이 쉬 마르고, 건조한 구강은 구취 유발 요인이 된다. 트림과 입 마름, 입 냄새 가능성이 높아지는 것이다. 위장운동 기능이 떨어지고 자율신경 균형이 무너지면 역류성 식도염을 비롯한 위장장애, 복부 불쾌감, 만성두통, 만성피로, 생리불순 등이 수반될 수 있다. 때로는 혈관, 림프의 순환을 방해해 어깨통증, 허리통증, 얼굴피부 트러블로 이어진다.

영조는 입 마름이 잦았다. 임금의 주치의인 어의의 걱정이 승정원일기에 실려 있다. "옥색에 나타나는 붉은 기운은 화(火)가 분명합니다.

차를 자주 올리는데 혹 갈증 때문입니까? 차를 자주 드시면 조담(助痰)을 일으킵니다." 조담은 담을 생성하게 하는 것이다. 의원은 차를 많이 마시면 담이 생긴다고 아뢰었다.

그러나 실제로는 담이 많은 영조가 차를 자주 마셔 더 악화되는 것을 걱정한 것이다. 담적으로 인해 체내 수분대사의 문제가 생긴 임금은 갈증을 해소하기 위해 차를 계속 찾았다. 왕실에서는 갈증 해소와 진액보충 용도로 오미자차를 많이 활용했다.

담적을 해소하려면 마음을 편안히 하는 게 우선이다. 또 천천히 식사하고, 의식적으로 웃고, 규칙적인 운동을 하면 좋다. 담적 치료는 부족한 진액 보충, 위장 염증 개선, 소화력 증진, 혈액순환 강화 등의 방법이 있다. 구체적 방법으로 한약의 약물요법과 침, 뜸, 추나 등의 물리요법을 생각할 수 있다.

내시경에도 나타나지 않는 스트레스성 위장병으로 인한 구취, 입 마름, 역류성식도염, 목이물감, 매핵기 등의 치료원리는 면역력 강화와 담의 제거다. 영조대왕의 스트레스성 소화불량과 입 마름 해소를 위한 어의들의 처방도 근본은 마찬가지였다.

'마음의 상처', 스트레스를 다스려야 입 냄새를 없앨 수 있다

조선의 선조는 각종 질병에 시달린 왕이다. 적통이 아닌 방계 왕자로서 왕위에 오른 선조는 신하들의 눈치를 봐야 했다. 임금이었으나 권력이 제한돼 있었다. 당쟁이 심화되는 가운데 왕권은 계속 추락했다. 급기야 임진왜란까지 터졌다. 적절한 리더십을 보이지 못한 임금은 백성들로부터도 인기가 급락했다.

상상을 초월하는 스트레스는 마음과 몸의 병이 되었다. 쉰 목소리, 실음증, 소화불량, 이명증, 편두통을 달고 살았다. '움직이는 병동'인 선조가 특히 고생한 게 목소리다. 쉰 목소리는 점차 심해져 아예 목소리가 나오지 않기도 했다.

선조 6년 1월 3일 실록에는 신하들의 걱정이 실려 있다. 왕의 비서격인 정원이 아뢰었다. "병의 근원을 잘 알 수 없습니다. 의관(醫官)으로 하여금 진찰하고, 증세에 맞는 약을 써야 합니다. 병이 깊어지기 전에 고쳐야 합니다." 당시 의원들은 병의 정확한 원인을 파악하지 못하였음을 알 수 있다.

선조는 스트레스가 심했다. 정치적, 경제적 문제로 가슴을 펼 날이 없었다. 스트레스를 받으면 칠정(七情)인 희로우사비경공(喜怒憂思悲驚恐) 감정이 요동쳐 신체에 영향을 미친다. 소화기 순환기 호흡기 등 신체 전반이 약해질 수 있다. 임금도 '마음의 병'이라고 자가 진단했다.

임금은 쉰 목소리 뿐 아니라 가래인 담(痰), 구토 등 총체적인 아픔을 겪었다. 특히 쉰 목소리와 동반된 증상은 목의 이물감이다. 매실의 씨가 목에 걸린 듯 하지만 뱉어지지 않는다. 실제로는 없기 때문이다. 이는 현대의학의 역류성식도염과도 연계가 있다. 한의학에서는 '탄산'으로 표현한다.

선조는 스트레스로 인한 소화불량으로 담이 있었고, 담이 목으로 흘러 매핵기 증상이 되었을 가능성이 있다. 목에 이물감으로 인해 "큼큼~" 등의 소리로 불편함을 해소하려고 했다. 증세가 악화되면서 쉰 목소리가 고질화되고, 때로는 음성도 나오지 않은 것으로 보인다.

선조의 증상을 어의들은 '화(火)'로 표현했다. 전통시대에 인후의 질병은 거의 화로 표현했다. 이는 염증이다. 임금은 현대의학 용어로 후두염 편도선염 비염 등으로 점막 염증이 있었고, 매핵기로 이어진 것으로 볼 수 있다.

매핵기는 쉰 목소리 뿐 아니라 구취도 유발할 수 있다. 선조는 목소리 이상이 장기간 계속됐기에 역겨운 입 냄새 가능성도 있다. 구취는 병의 증상으로 보면 개연성이 충분하다. 이 모든 것은 스트레스 해소가 근본적인 처방이다. 증상완화 처방으로는 소염작용이 있는 형개, 연교, 치자 등을 처방할 수 있다. 예나 지금이나 스트레스는 매핵기, 입 냄새로 이어질 수도 있는 마음의 상처다.

흡연으로 인한 입 냄새

세상에 독한 게 담배 냄새다. 담배를 한두 번만 피워도 입은 물론이고 손과 옷에도 냄새가 배어 든다. 데이트 중인 여성 10명 중 8명은 남성의 입에서 나는 담배 냄새로 인해 키스를 망설였다는 조사도 있다.

한 남성은 담배 피는 여자 친구와의 키스 때 역겨운 냄새로 인한 고통을 털어놓기도 했다. 여자 친구가 양치를 하고, 물을 마신 뒤 키스를 해도 코에서 나오는 냄새는 가시지 않는다는 경험담이다. 다만 그는 사랑은 아무리 심한 입 냄새도 극복한다는 의견도 냈다. 잦은 키스를 하다 보니 담배냄새도 무감각해졌다는 것이다.

담배는 키스와 깊은 연관이 있다. 인디언 전설에 따르면 담배는 키스를 하지 못하고 죽은 소녀의 환생이다. 순수하고 착한 인디언 소녀는 얼굴이 비호감이었다. 평생 연애 한 번 못한 소녀는 부모의 사랑도 받지 못했다. 절망한 소녀는 "다음에 태어나면 세상의 모든 남자와 키스하고 싶다"는 말을 남기고 삶을 마감했다. 그녀가 죽은 자리에 돋아난 풀이 담배라는 것이다.

키스 전설을 품은 담배는 임진왜란 무렵부터 조선 명나라 일본에 퍼지기 시작해 17세기에는 동양 삼국에 담배연기가 코를 찌르게 된다. 이는 담배가 만병통치약으로 포장된 결과다. 청나라 강희제는 1681년 운남 등에 근거를 둔 삼번의 난을 진압한다. 운남 정벌 때 청나라의 많은 군사는 풍토병으로 숨졌다. 그런데 흡연자가 많은 병영의 군사들은 풍토병을 이겨냈다. 이 무렵부터 동양 삼국에서 담배는 고가에 거래되고, 너도 나도 치료 목적으로 피우게 된다. 술이나 차를 대신해 상대에게 인사하는 접대문화로 발전한다.

그 결과 담배는 '신선이 피우는 풀'이라는 맹목적 믿음까지 나타나게 된다. 인조와 효종 때 문인인 장유는 계곡만필에서 '담배는 배고플 때 배부르게 하고, 추울 때는 따뜻하게 하고, 더울 때는 서늘하게 해 준다'는 사람들의 믿음을 비판할 정도였다. 그러나 정작 장유는 조선의 대표적인 끽연가였다.

지나친 흡연은 많은 질병을 불러 일으켰다. 조선과 중국의 문헌에는 화기(火氣)로 인해 폐와 위가 손상되고, 치석의 누적과 용모를 어둡게 한다는 지적이 나온다. 또 담배 독의 제거법, 담뱃진이 눈에 들어갔을 때 해소법도 소개됐다.

조선시대 담배의 폐해 중 하나는 간접흡연이었다. 당시의 담배는 공정이 단순했다. 지금처럼 여러 단계의 약품처리를 하지 않았다. 독성물질이 거의 걸러지지 않았다. 더욱이 식후 담배참 시간이 2~3시간에 이르렀다. 강하고 독한 담배를 오랜 시간 피우는 문화였다. 담배를 피우는 사람의 1차 피해는 물론이고 간접흡연자의 피해도 컸다. 건강 문제를 차치해도 당장 고약한 냄새를 역겨워했다. 담배에는 니코틴, 노르니코틴을 비롯하여 당, 단백질, 질소, 회분, 에테르추출물 등이 있다. 당시의 담배는 니코틴 함량이 높아 독했고, 노르니코틴도 많이 포함돼 냄새도 역겨웠다.

임금도 간접흡연의 피해자였다. 어전회의 때 담배를 피운 신하의 입 냄새로 인해 곤혹스러웠다. 담배가 보급되던 광해군 시대에는 니코틴 예절이 만들어지지 않았다. 선생과 학생이 맞담배질을 하고, 임금과 신하가 정사를 보는 정전(正殿)에서도 담배 연기가 모락모락 올라왔다. 담배 연기가 눈에 들어와 눈물이 나고, 보고하는 신하의 입에서 구취가 나자 광해군은 어전에서의 흡연을 금지시킨다.

그러나 요원의 불길처럼 번진 흡연을 막을 수는 없었다. 신하들은 임금이 보지 않는 곳에서 담뱃불을 계속 붙였다. 신하들은 순화되지 않은 담배를 연신 입에 댔다. 급기야 임금에게 올리는 상소문 등 각종 보고서에 담배 냄새가 절게 된다. 효종대왕은 이 같은 신하들의 행태에 분노한다.

임금은 엄명을 내린다. 승정원일기를 인용한다. 傳曰, 入啓文書, 每

有南草之臭, 故曾已傳敎申飭。當初則未聞其臭矣, 近日以來, 南草等不潔之臭, 還復如前。自今十分嚴飭, 俾勿如是之意, 本院知悉擧行。

　임금이 말씀하셨다. "여러 보고서에서 매번 담배냄새가 배여 있다. 도대체 공문서에서 담배냄새가 날 수 있단 말인가. 이에 단단히 타이른다. 오늘부터 담배 냄새가 상소문 등 각종 문서에서 배이지 않도록 하라. 예전의 냄새 없던 때로 되돌아가라. 이제 단단히 마음가짐을 해 모두 남김없이 깨달아 실천하라."

　이 같은 기록, 담배를 즐긴 내용으로 볼 때 조선의 관리들은 입 냄새가 요즘보다 심할 수밖에 없다. 많은 이의 이야기를 들어야 하는 임금은 신하들의 구취로 인해 참 불편했을 듯싶다.

계설 향으로 입 냄새를 숨기다

옛날 사람은 입 냄새가 현대인 보다 심했다. 구강의 청결상태가 좋지 않고 이비인후과 질환과 내분비 계통의 질환이 많은 탓이다. 의료혜택을 제대로 받지 못하는 서민은 물론이고 의원을 쉽게 접할 수 있는 고관도 입 냄새에서 그리 자유롭지 못했다.

입 냄새가 나는 고위 관료의 가장 큰 고민은 임금 앞에서의 보고다. 입을 떼면 구취가 왕이나 황제에게 전해진다. 그렇다고 입을 열지 않을 수도 없다.

어떻게 해야 하나. 이때의 위기탈출 묘약이 계설향(鷄舌香)이다. 정향(丁香)나무의 꽃봉오리를 말린 약재다. 중국 남부에서 생산되는 정향나무는 매운 맛과 향이 강하다. 방부제로도 사용되는데 진통효과도 커 잇몸염증이나 잇몸통증을 잠재운다. 옛사람들은 항염, 항균, 구충 작용이 있는 정향나무의 꽃봉오리를 말려서 구취제거제로 활용했다. 동의보감에 중국 한나라의 국무총리인 시중 응소(應邵)의 이야기가 나온다.

나이가 든 응소는 구강 위생이 악화됐다. 말을 할 때마다 악취가 났다. 임금은 입궐한 그에게 늘 계설향을 주었다. 꽃향기가 진한 계설향을 입에 물고 있으면 구취가 희석되기 때문이다. 명나라 이시진은 본초강목에서 '계설향은 곤륜산, 광동, 광서에서 나는 백가지 꽃(百花)을 빚어 만든다. 입에 물면 꽃향기가 풍긴다'고 설명했다.

중국 삼국시대 촉한의 재상인 제갈량도 계설향을 사용했다. 그의 문집인 제갈량 집에는 위나라 왕인 조조로부터 약재를 선물 받은 대목이 있다. 조조는 정성스럽게 포장한 약재와 함께 글을 보냈다. "계설향 다섯 근을 선물합니다. 저의 작은 정성이니 기쁘게 받아 주소서." 당시에도 계설향은 고급약재였다. 조조는 적국의 승상인 제갈량의 마음을 얻기 위해 구취제거제인 계설향을 선물한 것이다.

계설향은 조선에서도 입에 올랐다. 임진왜란 시기인 선조 27년(1594년), 조선은 명나라에 파병 요청과 함께 광해군을 세자로 삼는다는 내용을 전하는 사신을 보낸다. 정사는 윤근수, 부사는 최립, 서장관은 신흠이었다.

최립은 압록강을 건너기 전 의주에서 행대(行臺)에 감사해 하는 시를 썼다. 행대어사의 준말인 행대는 지방에 파견돼 공무원의 불법을 가리는 사헌부의 관직이다. 중국 파견 사신단의 일원인 서장관이 임시로 겸한다. 최립은 행대어사인 신흠에게 특별한 정을 느끼는 글을 쓴 것이다.

사람에 대해 성급한 판단을 할까 걱정하는데(相人恒恐失之忙)

그대를 만남과 동시에 굳건함을 느꼈소(唯是逢君意卽强)

나이 들어 어려운 일 맡는 것도 좋지만(白首甘同鄭燭武)

조선에 큰 인물이 없는 게 아쉽소(靑丘欠一郭汾陽)

피 토하는 심정으로 명에 원병 청하러 가는 길(端須共瀝肝頭血)

입속에 계설향 넣는 것 잠시 잊었다오(甄許休含口裏香)

이제 부터 나이를 따지지 마시오(從此無論一日長)

예부터 참된 벗은 겉치레를 모두 벗었다오(古來交道倂形忘)

당시 최립은 66세, 신흠은 39세였다. 나라의 위기 앞에 먼 사행 길을 자원한 최립은 서장관으로 동행한 젊은 신흠의 기상에 감명을 받았다. 그래서 나이차를 떠나 진지한 만남을 갖자는 시를 쓴 것이다. 최립의 글에는 잠허유함구이향(甄許休含口裏香)이 나온다. 고대 중국에서 상서랑(尙書郞)이 임금 앞에서 보고할 때 입 냄새를 없애기 위해 계설향(鷄舌香)을 물고 있었던 고사를 인용한 것이다.

입 냄새 직접 원인은
침의 부족이다

 퇴계 이황은 16세기 조선 지성사를 대표한다. 그가 유학계의 거목이 될 수 있었던 것은 건강이 뒷받침된 덕분이다. 약한 체질로 태어난 퇴계는 몸 관리를 위해 부단히 노력했다. 그 결과 당시로서는 드물게 70세까지 장수했다. 퇴계는 매일 건강 체조를 했다. 자신만의 응용 건강 체조인 도인법(道引法)을 통해 몸과 마음을 다스렸다. 그는 그림을 직접 그려 주위에 도인법을 전파했다.

 도인법은 치아 부딪치기로 시작한다. 가부좌 자세로 눈을 감은 뒤 양손으로 머리를 감싼 뒤 위아래 치아를 36회 마주친다. 숨결이 들리지 않도록 조용히 9회 호흡 후, 귀 뒤편 뼈를 24회 튕겨준다. 다음 천주혈을 자극한 뒤 혀 운동을 36회 한다. 침이 많이 분비되면 세 번에 나누어 삼킨다.

 이어 콩팥 자극과 단전 강화 기법과 기의 순환을 위한 몇 가지 운동을 한다. 마지막으로 발 잡아당기기를 한다. 이때 포인트 중 하나가 침의 생성이다. 침의 분비가 많지 않으면 혀 운동으로 다량의 침이 고이게 한다. 이를 세 차례 나눠 삼킨다.

치아를 부딪치는 고치법(叩齒法)은 옛사람이 즐긴 건강 관리법이다. 동의보감에서는 '새벽에 고치법을 하면 평생 치아 질병이 없다'고 했다. 이 방법으로 퇴계도 건강한 삶을 유지했고, 청나라 건륭제도 61세까지 비교적 오래 살았다.

필자는 퇴계의 도인법에서 치아 부딪치기와 침에 주목한다. 치아와 혀의 운동은 구취 예방 효과가 있다. 평생 도인법을 한 퇴계는 입 냄새 없는 삶을 산 것으로 보인다. 이 운동을 하면 침이 많이 분비되고, 입을 산뜻하게 하기 위해 물을 자주 마시게 된다. 구취가 발붙일 틈이 없게 된다.

입 냄새의 직접원인은 침의 부족이다. 냄새를 일으키는 혐기성 세균은 산소에 취약하다. 그렇기에 산소가 적은 입안이 좋은 서식지다. 입안에 침이 적어 마르면 황화합물을 만드는 세균이 더욱 증식된다. 침이 세균을 씻어내지 못하기 때문이다.

치아를 오래 부딪치면 니트로소아민, 효소, 비타민 등이 풍부한 타액 분비가 증가한다. 침은 음식물을 부드럽게 하고, 소화를 촉진시킨다. 음식물 찌꺼기를 씻어내고, 산도 희석 시키고, 면역작용을 하고, 고농도 산소도 공급한다. 구강을 건강하게 하는 자정 작용을 한다. 침의 분비가 적으면 구취 원인물질의 청소가 제대로 이뤄지지 않아 입 냄새가 나게 된다.

수면 중에는 침의 분비가 뚝 떨어진다. 아침에 일어나면 입에서 쓰거나 단 내가 나는 이유다. 또 말을 거의 하지 않거나 말을 너무 많이 하면 침이 마른다. 구취 가능성이 높아진다.

퇴계는 매일 도인법을 통해 침의 분비를 촉진시켰다. 도인법은 마음의 안정 훈련이기도 하다. 스트레스 강도도 낮아 신체기능이 원활해지고, 침의 분비도 자연스럽게 유도 된다. 입과 혀의 자극운동을 계속한 퇴계의 구강 상태는 아주 양호했을 것이다.

또 단전강화 등의 전신운동은 오장육부를 튼튼하게 하는 원동력이다. 소화불량으로 인한 위나 장의 열, 목 이물감 등의 구취 요인이 극히 낮을 수밖에 없다. 이로 볼 때 퇴계는 입 냄새 없는 말년을 보낸 것으로 보인다. 그는 숨지기 1개월 전까지 제자들을 지도했다.

유자로 입 냄새를
제거할 수 있다

유자(柚子)는 조선시대 진상품이다. 임금이나 고관에게 바치는 진상품은 지역의 특산물품이다. 제주와 남해안에서 자생하는 유자는 달콤한 향과 감기 예방 효과 등으로 왕실에서 인기가 높았다. 왕은 유자를 궁궐의 의례에 쓰고, 대비 등 윗전에 올리고, 관료들에게 선물했다.

태종은 왕실의 제사 때 유자를 올리게 했고, 세종은 전라도와 경상도의 따뜻한 지역에 유자나무를 심게 한 뒤 교통이 불편한 제주에서의 유자 진상을 중지시킨 바 있다. 유자 진상은 임진왜란 중에도 계속됐다. 유자의 산지인 제주도와 전라도 남해안이 왜적으로부터 안전한 결과였다.

진상하는 지방관리 중 한 명이 이순신 장군이다. 전라좌수사에 이어 삼도수군통제사를 맡은 이순신 장군은 남해안에서 생산되는 전복 해삼 등의 각종 어패류와 함께 유자도 쉽게 구할 수 있었다. 또 제주의 진상품도 이순신이 관할하는 전라도를 통과해야 했다. 제주의 대표 특산물은 유자와 귤이다. 전쟁이 일어난 지 3년째인 1594년 제주판관이 보낸 유자가 이순신 진영에 도착하기도 했다.

이순신 장군은 통영의 명품인 전복껍질로 만든 나전칠기와 함께 고흥의 유자를 한양에 진상한다. 1595년 9월17일의 난중일기다.

"식사를 한 뒤에 서울에 편지를 써 보냈다. 김희번이 장계를 가지고 나갔다. 유자 서른 개를 영의정에게 보냈다."

고위관료에게 유자를 보낸 내용이다. 난중일기에는 임금에게 유자를 올렸다는 글은 없다. 이는 유자가 진상품이기에 특별한 상황이 아니면 기록할 필요가 없었던 것으로 이해된다. 실제로 1595년 4월15일에는 '단오절을 맞아 여러 진상품을 봉해 올렸다'라고만 기록했다.

당시 영의정은 유성룡이다. 전쟁 중에는 물자가 귀하다. 선물을 받으면 평시보다 더 고마울 게 당연하다. 그런데 하필 선물이 유자였을까. 한양에서는 구하기 어려운 귀한 물건으로 치부할 수도 있다. 그러나 구취를 연구하는 필자는 직업의식이 발동된다. 입 냄새와의 연관으로 살펴보게 된다.

동의보감에서는 유자를 약귤로 칭한다. 과일을 넘어 약으로 인식한 것이다. 효능을 다양하게 설명했다. '위장의 삿된 기운을 없앤다. 술독을 풀어준다. 주당의 입 냄새를 제거한다.' 술꾼의 입 냄새 제거 법으로는 유자알갱이나 껍질을 입에 물고 있거나 껍질을 달여 차로 마시게 했다.

입 냄새 제거는 유자의 효능 중 일부에 불과하다. 본초강목은 '뇌혈관

장애로 생기는 중풍에 좋다. 답답함을 사라지게 하고, 정신이 맑게 한다. 잠자는 시간이 길어진다'고 설명했다. 실제로 유자에는 비타민C, 염증완화 성분인 리모넨도 포함돼 면역력 강화, 피로회복, 감기예방에 효과적이다. 뇌혈관 장애와 중풍 예방, 신경통 완화, 항산화 효과를 기대할 수 있다.

그러나 필자는 소화기능을 활성화하는 구연산에 주목한다. 구연산 성분은 소화 장애, 소화불량 해소에 도움이 된다. 구취는 내장질환에 의한 경우도 있다. 오랜 기간 소화불량이 계속되는 구취로 이어질 수 있다. 또 스트레스는 면역력을 약화시키고, 구취도 유발 시킨다. 당뇨, 간 기능 이상도 입 냄새의 원인이 될 수 있다.

당시는 전쟁 중이었다. 나라의 존망을 알 수 없고 개인의 생사도 불투명하다. 극도의 스트레스와 피로가 계속된다. 먹거리도 충분치 않다. 간과 장의 건강이 악화되었을 개연성이 크다. 이 같은 악화된 상황은 입 냄새가 나기 적합한 조건이 된다.

이순신 장군이 한양의 고위층에게 유자를 보낸 숨은 뜻 중의 하나는 입 냄새 제거일 수 있다. 특히 고위관료는 군대를 이끌고 온 명나라 인사들과도 자주 대화를 해야 한다. 이순신 장군이 서울에 유자를 보낸 까닭은 원활한 대화를 위한 구취 제거로 볼 수도 있다. 이 같은 목적이 아니었다고 해도, 결과적으로 부수적인 효과를 얻었을 것이다.

서울 첫 호텔,
"향랑각시"가 향기를 뿜다

'향랑각시 속거천리(香娘閣氏 速去千里)'. 서울 최초의 서양식 호텔인 손탁 호텔에 거꾸로 붙여졌던 주문(呪文)이다. 주술 글귀는 일정한 형식으로 원하는 바를 특정 장소에서 행할 때 효력이 있다. 문구는 리듬에 맞게 작성돼 최고 사교장에 거꾸로 붙여졌다. 주술의 특징을 모두 갖췄다. 무엇을 바라고 누가, 왜 그랬을까?

이 호텔은 1902년부터 1922년까지 영업을 했다. 주문 용어는 아름다움과 연관 있다. 향랑(香娘)은 향기로운 소녀이고, 각시(閣氏)는 얌전한 여인이다. 속거천리(速去千里)는 빨리 천리 밖으로 떠나라는 의미다. 향기가 은은한 예쁘고 정숙한 여인에게 한시도 지체하지 말고 멀리 사라지라는 뜻이다.

주문을 붙인 사람은 조선 백성으로 추정된다. 조선에서 최초로 커피 영업을 한 손탁호텔은 고급 사교장이고 최고 숙소였다. 민족의 원흉인 이토오히로부미를 비롯하여 일제의 조선병합을 지지한 친일 미국인 스티븐슨 등이 숙소로 썼다. 조선 백성에게는 역겨운, 처단해야 할 사람

중 상당수가 이곳을 이용했다. 위의 주술문은 "조선을 침략한 냄새나는 이방인은 하루빨리 떠나라"는 것이었다.

그런데 증오하는 침략자들을 아름다운 여인에 비유했다. 이는 우리의 풍속으로 이해할 수 있다. 세상에는 좋지 않은 냄새가 많다. 그중에서도 가장 참기 어려운 고약한 냄새가 노린내다. 음습한 곳에서 서식하는 노래기는 자기방어를 위해 지독한 냄새를 풍긴다. 자칫 몸에 노래기가 닿으면 역겨운 냄새가 오래도록 가시지 않는다. 이 역겨운 냄새가 노린내다. 조선 백성은 가장 싫어하는 일제와 일제에 협력한 일부 서양인을 노린내를 풍기는 노래기처럼 여겼다. 위의 문구는 노래기와 같은 일제에 협력하는 이방인들은 이 땅에서 빨리 사라지라는 간절한 바람의 주술문이었다.

옛사람은 정월 초하루에 집의 구석구석을 깨끗하게 청소한다. 그 뒤 기둥이나 서까래 등에 '향랑각시 속거천리(香娘閣氏 速去千里)' 문구를 붙였다. 지독한 냄새를 풍기는 노래기 퇴치 부적이다. 이 풍습은 조선 초 성현이 쓴 용재총화, 조선 중후기의 섹시풍속을 다룬 경도잡지와 동국세시기에도 소개돼 있다.

지네와 흡사해 보기도 흉한 노래기는 악취로 사람을 힘들게 했다. 그러나 선조들은 해학이 넘쳤다. 아주 싫고 미운 존재를 살살 달래며 표현했다. 노래기를 향기롭고 예쁜 소녀, 얌전한 여인으로 표현, 나쁜 성질을 건드리지 않으려고 했다. 조용히 물러가기를 바란 것이다. 손탁 호텔의 부적도 같은 의미였다. 역겨운 일제와 그 협력자들이 지금 당장 조용히 이 땅에서 떠나기를 바라는 의미였다.

조선 백성에게 생활 속의 역겨운 냄새 해충 1호는 노래기다. 조선 백성에게 가장 고약한 냄새나는 존재 1호는 일제 침략자다. 그러나 바람과는 달리 역겨운 냄새와 고약한 침략자는 조용히 물러나지 않았다. 2차 대전에서 패망할 때까지 일제는 흡혈귀처럼 우리나라 사람을 괴롭혔다. 위생 환경이 좋은 요즘에는 집안에 노래기가 거의 서식하지 않는다. 제국주의 일제의 고약한 냄새도 바다 밖으로 쫓겨났다.

그런데 생리적으로 인체에서는 냄새가 난다. 입 냄새, 땀 냄새, 발 냄새, 질 냄새, 코의 질환에 의한 냄새 등 다양하다. 약간의 냄새는 문제가 없다. 자주 씻고 깨끗하게 말리면 인간관계에 전혀 지장이 없다. 그런데 지독하게 냄새가 나는 경우가 있다. 특히 구취, 암내, 발 냄새, 땀 냄새가 심할 수 있다. 고약한 입 냄새로 고민하는 사람도 있다.

입 냄새는 쉽게 충치나 잇몸질환으로 생각할 수 있다. 그러나 장기간 지속되는 경우는 비위의 습담, 습열, 습탁한 기운을 의심할 수 있다. 또 체내의 노폐물과 독소의 축적, 열 발생 등 전신적인 문제로 접근하는 게 좋다. 바른 신체의 전반적 진단과 적절한 처방이 되면 노린내 못지않은 극심한 냄새도 사라지게 된다.

3

현대인의 구취 해소법

현대인 4명 중 1명은
구취로 고생한다

한국인의 구취 체감도는 어느 정도일까. 사람에게는 체취가 있다. 음식물이 오가고, 호흡의 통로인 입에서도 약간의 냄새가 난다. 입 냄새는 일반적으로 자신이 의식하지 못하고, 타인도 불쾌감을 느끼지 않는다. 구취를 체감하지 못한다. 그러나 입 냄새가 심하면 타인이 먼저 알게 된다. 또 자신도 주위의 반응으로 눈치 챈다. 지속적인 입 냄새로 인해 치료받아야 하는 구취인은 열 명 중에 두세 명꼴이다.

단국대학교 신승철, 이건수는 1999년에 한국인의 구취실태에 대한 역학조사 연구를 했다. 한국인의 성별, 연령별 구취의 객관적 표준화 작업 일환으로 진행한 연구다. 충청남도 지역의 10대부터 50대까지 1329명을 대상으로 구취 측정과 설문조사 등을 한 결과 25.9%가 기준치 이상의 구취농도를 보였다. 또 조사대상의 54.2%가 치료를 희망했다.

이는 진성 구취자는 물론 가성 구취자 까지 입 냄새에 극히 민감함을 의미한다. 진성구취는 실제로 많은 입 냄새가 나 주위에 불편함을 주는 경우다. 가성구취는 타인이 냄새를 의식하지 못하지만 자신은 고민하는 경우다.

설문 조사에서는 '입 냄새가 안 난다'는 비율은 22.9%에 불과했다. '약간 냄새가 난다'는 65.5%, '확실히 냄새가 난다'는 9.7%, '냄새가 심하게 난다'는 1.4%, '냄새가 심해 고통스럽다'는 0.6%였다.

2006년 부산정보대의 최정미도 비슷한 연구를 했다. 20세 전후인 이 대학 2학년 128명을 대상으로 구조화된 자기기입식 설문지를 이용한 구취의 자각정도와 휘발성 항 화합물을 구분하는 구취측정법으로 조사했다. 성실하게 응한 학생 121명을 분석한 결과 스스로 구취가 나는 것으로 생각하는 경우가 89.6%에 이르렀다. 구취가 전혀 없다고 답한 학생은 7.8%였다. 실제 측정치는 구취가 없는 것으로 나타났다.

필자가 상담한 구취 고민인 들도 2명 중 1명꼴로는 치료하지 않아도 되는 경우였다. 적극적인 입 냄새 치료에 관심 있는 경우도 상당수는 가성구취인 셈이다. 진성구취는 치료해야 하지만 가성구취는 실체가 없기에 마음을 다스려야 한다.

위 연구들로 볼 때 한국인은 구취에 극히 민감함을 알 수 있다. 실제로는 사회생활에 전혀 지장이 없는 미미한 냄새에도 불구하고 크게 의식함을 읽을 수 있다. 이 같은 부담은 자칫 구취 공포증으로 악화될 소지도 있다.

구취인의 비율은 세계인이 비슷하다. 구취는 인종이나 민족별로 유의

미한 차이는 없다. 구취의 차이는 사회의 의료 환경과 개인의 특수성으로 이해된다. 의료 선진국은 질환에 의한 입 냄새 치료에 적극적이다. 이에 비해 경제력이 약한 나라에서는 높은 수준의 의료혜택과는 거리가 있다. 또 개인의 식습관, 병력, 위생관리 등도 변수다.

각종 보고마다 수치는 다소 차이가 있지만 치료받아야 할 구취환자의 비율은 20~30%선이다. 주요국가의 구취 유병율은 미국 25%, 브라질 24%, 중국 20~35%, 일본 20% 정도로 보고되고 있다.

미국치과협회의 자료에 의하면 미국 성인의 25%가 만성 구취 감을 느낀다. Nadanovsky P 등도 2007년에 조사한 자료에 의하면 브라질 사람 31%는 가족 중 한 명 이상이 구취가 있고, 이 중 24%는 가족과의 대화에 불편함을 느낀다고 보고했다.

중국의 2007년 연구에서도 구취측정기를 이용한 결과 중국인의 20~35%가 기준치 이상의 구취 농도가 검출되었다. 일본에서는 2009년 스즈키 등이 구취로 고통 받는 사람들의 심리연구를 했다. 그 결과 가성구취증이 42.9%로 진성 구취증 20% 보다 높았다. 또 진성 구취인은 신경질적 반응 빈도가 높았으며, 생리적 원인의 구취인은 우울증 경향이 높았다.

구취, 최고 위험 시간이 있다

하루 중 구취가 가장 심한 때는 기상 직후다. 필자가 2016년 1월에 구취 상담을 한 25명에게 '하루 중 구취를 가장 많이 느끼는 때'를 물었다. 22명이 아침에 눈 떴을 때라고 대답했다.

신승철, 이건수가 실시한 '한국인의 구취실태에 대한 역학조사연구(2009년)'에서도 의미 있는 답이 나왔다. 1,329명을 대상으로 한 조사에서 응답자의 71.0%가 자고 일어난 뒤 구취를 호소했다.

아침 식사 전은 5.9%, 아침 식사 후는 3.3%, 점심 전은 1.7%, 점심 후는 9.4%, 저녁 전은 2.3%, 저녁 후는 4.4%, 취침 전은 2.7%였다.

최정미는 2006년에 20세 전후의 대학생 128명을 대상으로 조사했다. 구취를 심하게 느끼는 시기를 기상직후, 아침식사 전, 아침식사 후, 점심식사 전, 점심식사 후, 저녁식사 전, 저녁식사 후, 취침 전 등 8개로 나눠서 물었다. 그 결과 응답자의 95.6%가 기상직후라고 답했다.

기상 직후에 입 냄새 가능성이 높은 이유는 크게 세 가지다. 첫째, 타액 유출의 극소화다. 잠을 자거나 굶으면 타액이 거의 작용하지 않는다. 침샘은 음식을 씹을 때 자극된다. 침은 자정작용을 한다. 음식 섭취 때 증가된 타액은 입안을 깨끗하게 청소한다. 음식을 먹지 않거나 잠을 자면 타액 작동이 미미하여 구취 가능성이 높아진다. 구취의 정도는 타액의 양과 반비례한다.

둘째, 수면 시간은 부패의 황금기다. 잠자는 시간은 보통 8시간 전후다. 이 시간이면 입안의 음식물 찌꺼기 등이 부패하기에 충분하다. 밤에 고여 높아진 침의 산도는 음식물 잔해를 쉽게 부패시키고, 박테리아의 증식이 금세 일어난다. 박테리아가 넘치고, 음식물이 부패하는 과정에서 냄새는 진하게 된다.

셋째, 위산의 역류다. 오랜 시간 공복으로 위가 비면 위산 냄새가 입으로 올라올 수 있다. 기상 직후에는 최고 공복기다. 단백질 소화에 관여하고 유해세균을 물리치는 위산이 분비되는 위장은 자극이 심하다. 위장의 위벽은 뮤신이 보호막을 형성해 위산의 자극에서 안전하다. 그러나 위산이 역류하면 식도 등의 다른 기관은 불편함을 겪게 된다. 또 시큼한 냄새도 여과되지 않고 입으로 올라온다. 위산역류가 심하면 구취도 느끼게 된다.

아침은 하루의 기분을 좌우할 수 있다. 대략 오전 5~7시에 일어나면 우선 상대에게 특히 신경 써야 한다. 모닝 키스도, 배우자나 가족에게 건네는 말도 사전에 준비하는 게 좋다. 역겨운 입 냄새가 상대에게 전해지면 유쾌함과는 거리가 있기 때문이다.

하루를 즐겁게 열기 위해 구취를 없애는 게 바람직하다. 그 중 하나가 모닝 키스 전에 입안을 청결하게 하는 것이다. 또 배우자나 가족에게 말하기 전에도 가글이나 칫솔질 하는 것이 좋다. 이를 닦거나 물을 마시면 입안이 청소된다. 자신의 입안이 청결하고, 기분이 좋아진 상태여야 대화가 상큼할 수 있다. 연인간의 모닝 키스는 더욱 그렇다.

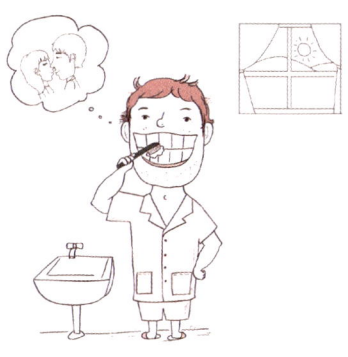

직장인,
입 냄새 취약 시간이 있다

입 냄새는 삶이다. 구취는 입안 위생 불량, 스트레스, 위장 질환, 이비인후 질환 등이 원인이다. 하지만 질환이 없어도 입 냄새는 난다. 인간의 숙명이다. 인간 삶의 기본 터전은 가정과 직장이다. 가정과 직장에서 부터 구취는 시작된다. 가정에서는 아침이, 직장에서는 퇴근 직전이 입 냄새 위험 시기다. 그 핵심은 타액인 침이다.

잠자는 동안은 침의 분비가 감소된다. 침은 세균의 농도를 낮게 해 구강 청소 효과가 있다. 침의 분비가 적을수록 증식되는 박테리아는 화합물을 계속 생성해 구취가 유발된다. 또 침 외에도 충치, 코의 질환 등 냄새를 일으키는 여러 요인도 가세한다.

따라서 아침에는 누구나 입 냄새에서 자유로울 수 없다. 신혼인 아리따운 아내의 입에서도 구취는 풍겨나게 돼 있다. 아침에 일어나면 물을 마시고 양치를 해야 하는 이유다. 아내의 입 냄새는 남편의 아침식사를 챙기기 위해 기상하는 오전 6시 무렵이 가장 심하다.

직장인은 점심 이후 퇴근 전이 신경 쓰인다. 일상 활동의 결과가 냄새로 난다. 오전과 오후에 일을 하면 구강의 자정 능력이 떨어지게 된다. 낮 12시에 점심을 하고 두세 시간 더 일을 할 무렵에 입 냄새가 최고조에 달한다. 직장인 구취 시간은 오후 3~4시라고 할 수 있다.

직장인의 오후 구취 요인은 스트레스, 대화, 기호식품, 구강관리 소홀 등이다. 대부분의 업무는 스트레스다. 그 강도가 강하고 약할 뿐이다. 오전부터 일을 하면 오후 3시 무렵에는 많이 지친다. 그러나 오후 5시가 넘으면 퇴근 시간이 다가오기에 기분이 긍정모드로 전환되는 경향이 있다. 스트레스를 받으면 분비되는 호르몬인 코티졸은 입안을 마르게 한다. 이로 인해 업무 스트레스가 높은 시간대인 오후 3~4시에는 구강이 건조해져 입 냄새 개연성이 높아진다.

또 연구직 등 특수 직군을 제외하면 많은 직업인은 꾸준히 말을 한다. 상담, 대화, 강의, 설득, 보고 등의 스피치는 입안을 마르게 한다. 출근 후와 점심 식사 후 즐기는 커피 등의 기호 식품도 침의 분비를 감소시킨다. 구강 환경 악화로 구취 가능성이 농후해진다.

그러나 직장에서 구강관리는 쉽지가 않다. 양치는 점심 식사 후에는 당연시 되지만 업무 중에 수시로 이를 닦는 것은 눈치가 보인다. 상당수 직장인은 기호식품이나 군것질 섭취 뒤에 양치를 하지 않는다. 이는 입안의 박테리아 서식환경을 좋게 한다. 이 같은 상황으로 볼 때 오후 3~4시는 직장인이 구취에 취약한 시간대가 된다.

해결책은 오후 3시 무렵 또는 음식 섭취 후 이를 닦는 것이다. 또 소화불량 등에 의한 입 냄새는 운동으로 배설 기능을 강화시킨다. 질환에 의한 입 냄새는 약해진 폐 등 장기를 보하면 좋다. 입 냄새를 유발하는 몸 안의 열, 유독 가스를 만드는 근본원인 노폐물과 좋지 않은 기운을 체외로 배출시키는 처방이다.

입 냄새 응급처치에는 껌이 좋다

사람에게는 구강욕구(口腔慾求)가 있다. 입을 심심하지 않게 하면 안정된다. 땅콩을 먹을 때 허기가 가셔도 계속 손이 간다. 이는 입의 욕구를 충족시키려는 본능이다. 유아가 젖병에서 입을 떼지 않으려는 행위, 흡연, 군것질, 폭식, 키스 등도 구강욕구로 설명할 수 있다.

껌을 씹는 것도 구강욕구의 다른 표현이다. 계속 씹고 있으면 마음이 안정된다. 프로야구 선수들이 경기 중 껌을 씹는 것은 극도의 압박감에서 벗어나려는 행동이다. 그런데 껌을 씹으면 구취해소에도 좋다. 껌으로 폴폴 나는 입 냄새를 응급조치 할 수 있다. 구취가 있는 사람이 대화에 앞서 양치질을 하는 것과 같은 맥락이다.

다만 설탕 성분이 치아 사이와 잇몸에 남으면 박테리아균의 먹이가 된다. 오히려 입 냄새를 유발한다. 구취를 없애기 위해서는 설탕이 함유되지 않은 껌을 선택해야 한다. 껌이 구취를 다소 가시게 하는 원리는 크게 착향료, 침샘 자극, 소화 촉진 등 세 가지로 볼 수 있다.

먼저, 착향료로서 껌에는 향료가 포함돼 있다. 좋은 향기는 안 좋은 냄새를 희석시킨다. 냄새가 중화돼 악취가 사라지기 때문이다. 껌은 천연수지나 합성수지에다 가소제, 충진제, 감미료, 착향료 등을 배합해 만든다. 껌의 착향료는 좋은 냄새를 강화할 뿐 아니라 껌을 씹으면 착향료 덕분에 좋지 않은 냄새가 가시고, 좋은 향이 퍼진다. 이 같은 효과는 중남미 열대식물인 스테비아 등을 씹어도 얻을 수 있다.

다음으로, 입안의 침샘자극이다. 껌을 씹는 것은 음식을 저작하는 것과 같다. 타액은 음식물이 들어오기 전부터 분비된다. 음식물을 보고, 냄새를 맡는 시각, 후각 등에 의한 조건반사가 되기 때문이다. 침의 분비는 자율 신경에 의해 지배된다. 껌을 씹으면 평소보다 10배가량의 침이 분비된다. 다량 분비된 침은 입안에서 계속 순환한다. 박테리아가 치아에 붙는 것을 막아주고, 치태와 설태도 씻어내게 된다. 또한 구석구석을 청소하는 효과가 있어 입 냄새가 제거된다. 네덜란드 그로닝겐 대학 연구팀은 '껌을 10분 동안 씹으면 세균 1억 마리를 없앨 수 있다'고 보고했다.

마지막으로 소화촉진이다. 껌 씹기는 오랜 시간 계속되는 특징이 있다. 이 같은 습관은 음식도 오래 씹게 한다. 음식을 천천히 꼭꼭 오래 씹으면 완전소화에 도움이 된다. 침은 위장의 부담을 덜어준다. 침샘에서 흘러나오는 타액에는 소화효소들이 포함돼 있다. 자연스럽게 소화가 잘되고, 음식물 찌꺼기도 씻어내게 된다. 침은 산희석에도 좋다.

또 식전에 껌을 씹으면 다이어트에도 유리하다. 껌을 씹으면 포만 중추 자극으로 포만감을 얻을 수 있기 때문이다. 이밖에도 신진대사 촉진, 뇌세포 활성화, 몸의 균형감각 증진, 발음 증진, 면역력 증가, 스트레스 해소를 기대할 수 있다.

구취는 크게 입안의 불 청결, 이비인후과 질환, 소화기 질환, 스트레스 등이 원인으로 볼 수 있다. 구강의 문제는 치태, 설태, 충치 등이 대표적이다. 이비인후과 질환은 비염, 축농증, 후비루, 목이물감 등이다. 소화기 질환은 대표적인 게 역류성식도염이고, 한의학에서 매핵기로 표현되는 스트레스는 구취 원인의 상당부분을 차지한다. 구취를 유발하는 원인 중 대부분은 침샘이 충실하게 역할을 하면 상당부분 해소될 수 있다. 그런 의미에서 껌은 입 냄새 해소의 임기응변이자 근원적인 해소법 중 하나라고 할 수 있다.

'껌 좀 씹었다'는 표현은 모범생 이미지와는 다르다. 그러나 구취의 아픔과 입 냄새의 고통을 가시게 하려면 '껌 좀 씹을 필요'가 있다. 목이물감, 후비루, 소화불량, 역류성식도염, 위장장애, 스트레스 등 많은 부분이 껌만 잘 씹어도 좋아지기 때문이다.

숨소리 거리와
구취 거리가 있다

숨결이 닿는 거리는 46cm 이내다. 스킨십이 자연스럽고, 호흡도 느껴지는 거리다. 신장의 크고 작음 등 신체적 특징에 따른 개인차가 있지만 30cm 이내, 또는 46cm 이내는 지극히 사적인 비밀이 공개될 수도 있는 거리다. 심리적으로 상대를 받아들이는 거리다. 문화 인류학자 에드워드 홀은 친밀감, 공감 형성의 거리로 보았다.

에드워드 홀은 대화 때 상대와의 부담 없는 거리를 구분했다. 첫째, 친밀 거리(Intimate Distance)다. 연인 등 지극히 밀접한 사람에게만 허용하는 거리로 대략 46cm를 넘지 않는다. 애무나 포옹 등의 감각 대화, 상대의 마음을 읽는 게 가능한 거리다. 사랑하고, 위로하고, 공감하는 거리다. 대화는 속삭임 유형이다.

둘째, 개인 거리(Personal Distance)다. 가까운 가족이나 친구에게 허용되는 개인 거리로 대략 46cm에서 1m 전후다. 신혼의 콩깍지가 벗겨진 부부도 개인 거리를 유지해야 편하다. 대화는 작은 소리 유형이다.

셋째, 사회 거리(Social Distance)다. 심리학자마다 시각차가 있는데 대략 1~2m다. 직장이나 동호인 모임 등에서 일정하게 유지하는 거리다. 외모적 특징은 잘 보이지만 대화의 음성은 다소 커진다.

　넷째, 공적 거리(Public Distance)다. 프리젠테이션이나 강의를 하는 거리로 2m 이상이다. 강사는 청중이 2m, 또는 3m 이상 떨어졌을 때 편안하다. 1m 이내로 청중이 들어오면 불안하다. 안전거리를 침범당한 까닭이다. 안전거리(Safe Distance)는 심리적 반응이다.

　그렇다면 생리적인 입 냄새의 안전거리는 어느 정도일까. 허용범위 안에 들어오면 특히 불쾌해지는 게 구취(口臭)다. 솔솔 풍기는 입 냄새는 1m 정도가 위험 거리. 친밀 거리인 46cm 이내는 화생방 훈련장으로 변하게 한다. 개인 거리도 구취를 숨길 수는 없다. 사회 거리(대략 1~2m)는 구취의 정도와 상대의 예민성에 따라 달라진다. 그러나 밀폐된 실내는 악취가 금세 방안에 퍼지게 된다. 좁은 실내는 구취에서 안전거리는 없는 셈이다.

　세 명 중 한 명은 구취를 의식한다. 실제로 상대가 의식하는 입 냄새는 네 명 중의 한 명꼴이다. 치료를 받아야 하는 정도는 10명에 1명가량이다. 구취 원인은 구강건조, 역류성식도염, 비염, 매핵기, 축농증, 편도선염, 음주, 흡연 등 다양하다. 한의학적으로는 상당수가 위와 장의 열(熱), 스트레스, 만성 피로로 본다. 근본적으로는 면역력 약화다.

후비루증후군,
스피치를 망친다

 입만 열면 인기 끄는 사람이 있다. 논리, 유머, 감성 언어를 구사하는 사람이다. 반면에 입만 열면 손해 보는 사람이 있다. 주제에 맞지 않는 이야기, 비논리적 전개 비감성적 호소 등을 하는 유형이다. 그런데 화술의 달인도, 언어의 마법사도, 소통의 귀재도 단 한 번에 침몰되는 경우가 있다. 구취, 즉 입 냄새가 나는 경우다.

 말로 흥하는 사람이 조심할 게 있다. 대화나 강연 중의 입 냄새다. 말을 많이 하는 사람은 입 안이 마를 가능성이 높다. 침이 고여야 발성이 좋고, 구강의 냄새도 사라진다. 그런데 강사, 교사, 상담원 등 말로 사는 사람은 입이 쉴 시간이 적다. 또 사람 앞에 서고, 설득을 하고, 좋은 평가를 받아야 하는 부담감에 산다. 스트레스를 달고 살기에 입안이 건조할 가능성이 높다.

 특히 알레르기 비염 등이 있다면 더욱 부담스러울 수 있다. 인기 인문학 강사 K씨는 구취 때문에 강의를 맡지 못한 경험이 있다. K씨는 한 단체로부터 강의 의뢰를 받았다. 대상은 기업과 대학을 연계한 최고위

과정이었고, 강사비도 넉넉했다. 그런데 강연 전 사전 미팅을 위해 담당자들과 만난 게 화근이었다.

작은 테이블을 두고 앉아서 교육 실무자와 강의 주제, 진행방향, 주안점 등을 논의했다. 다음에 교육관련 책임자급 인사 2명이 자리에 합석해 인사를 나누고 차를 마셨다. 10여 분 담소를 하는 데 교육 실무자가 자리를 빨리 끝내려고 했다. 눈치 9단인 K씨는 직전부터 이상한 낌새를 챘다. K씨가 말을 할 때 교육 책임자가 고개를 살짝 돌리는 것이었다. K씨가 헛기침을 할 때도 마찬가지였다. 그는 '내 몸에서 냄새가 나는가'라고 불안감에 사로잡혔다.

자리가 파한 뒤 K씨는 교육 실무자에게 물었다. "혹시 제 몸에서 악취가 나나요." 실무자는 조심스럽게 답했다. "말씀 때 약하지만 입 냄새가 있어요. 그런데 모든 사람이 다 나는 정도니까 신경 쓰지 마세요." K씨는 충격을 받았다. 자신은 입 냄새를 전혀 의식하지 못했다. 최근 알레르기 비염으로 신경이 쓰였지만 구취는 생각하지 못했다.

그는 대중 강의 때는 청중과 거리가 있어 입 냄새를 의식하지 못했다. 그러나 밀폐된 공간에서 교육 실무자와 대화를 할 때는 상대가 입 냄새로 곤혹스러워 했던 것이다. 충격을 받은 그는 강의를 포기했다. 다른 이유를 댔지만 속내는 구취 불안감이었다.

K씨를 진료한 결과 후비루증후군이었다. 계절성 알레르기 비염이 심해지면서 점액 분비량이 증가하고, 콧물이 목 뒤로 넘어가고 있었다. 목 뒤로 흐른 콧물이 구취 유발 원인이었다. 후비루증후군은 비염과 축농증이 주원인인 가운데 내분비 호르몬, 음식의 역류 영향도 있을 수 있다. 후비루증후군은 구취와 함께 헛기침, 목이물감 등의 불편함이 있다. K씨는 후비루증후군이 3개월 정도 지속된 결과 입 냄새가 난 것으로 판단되었다.

후비루증후군은 증상이 심하지 않으면 생활 개선으로 다스릴 수 있다. 실내 온도와 습도를 쾌적하게 유지하고, 먼지가 많은 곳, 공기가 탁한 곳, 건조한 곳을 피한다. 또 물을 자주 마시고, 생리식염수로 코를 세척하면 좋아진다.

입 냄새가 나는 K씨는 환경 개선으로는 한계가 있다. 계절성 비염을 근본적으로 막을 몸의 면역력 강화 치료를 했다. 기본치료에 더해 10가지의 약재를 달인 비염고와 청비수, 통비수를 활용해 코 점막 내 부종과 염증, 노폐물을 제거했다. 또 효소와 곡류를 발효시켜 만든 한약으로 해독과 정혈을 했다.

그 결과 2개월 만에 후비루증후군이 잡혔고, 자연스럽게 구취도 사라졌다. 입 냄새에서 자유로워진 그는 다시 자신 있게 강의를 한다. 말로 흥하는 사람, 입만 열면 호감 가는 사람으로 돌아왔다.

구취,
교사와 학생 누가 더 힘들까

직업인으로서 교사는 설득시키고, 이해시키는 사람이다. 설득의 요소는 지식, 표현력이다. 또 호감도 변수다. 논리와 감성을 융합한 명 강의를 해도, 학생이나 수강생이 교사를 싫어하면 효과는 뚝 떨어진다.

교사가 학생에게 호감을 얻는 핵심 요인은 훌륭한 인격이다. 이와 함께 단정한 자세, 부드러운 음성, 유연한 사고도 친밀도를 높여준다. 반면 강의 중에 침을 튀기거나 입 냄새가 난다면 호감도는 낮아질 수밖에 없다.

그런데 교사는 구취에 취약한 직업군에 속한다. 강사, 상담사, 세일즈맨과 함께 줄곧 이야기를 해야 한다. 말을 많이 하면 입안이 건조해진다. 구강 건조는 침 분비 감소, 음식물 찌꺼기 부패, 세균 증식의 좋은 조건이 된다. 게다가 음주와 흡연까지 즐긴다면 타액 분비는 더욱 줄어 구취 가능성이 더 높아진다.

입 냄새를 예방하려면 수분을 충분히 섭취해야 한다. 입 안이 잘 마르는 교사나 세일즈맨은 물병을 휴대해 수시로 마시는 게 좋다. 하루 권장량은 1.5~2L다. 수분이 많은 수박, 오이, 토마토, 당근, 샐러리 등의 섭취도 도움이 된다. 그러나 이뇨작용으로 입을 더 마르게 하는 커피는 삼가야 한다.

일부 학생도 구취가 있다. 청소년기에 접어든 학생은 학업과 친구관계, 이성문제 등으로 스트레스를 받을 가능성이 있다. 청소년의 구취는 대부분이 스트레스와 불규칙한 식생활에 의한 입 마름으로 시작된다. 과도한 긴장체질, 치과적 질환, 구강의 건강악화 문제는 일부에 불과하다. 청소년의 구취는 환경이 개선되면 많이 소멸된다. 그러나 환경을 바꾸는 게 쉽지 않은 상황에서는 궁지고 등을 쓰면 좋아진다. 동의보감에서는 스트레스 성 입 냄새, 즉 가슴의 허화(虛火)와 울열(鬱熱)이 원인인 구취에 궁지고 등을 처방한다.

말을 많이 하는 직업상 구취 개연성이 높은 교사나 학생, 상담원, 세일즈맨 등은 질환 여부도 확인하는 게 좋다. 잇몸이나 혀 질환, 충치, 결석, 역류성식도염, 후비루, 비염, 소화기 이상, 당뇨 등 전반적으로 점검하는 게 바람직하다. 또 무리한 다이어트, 육식 섭생, 인스턴트식품 섭취, 자극적 음식 섭취 등 생활환경 요소도 체크 포인트다.

한방에서 치과, 구강, 위장질환에 의한 입 냄새에 두루 적용하는 처방이 당귀연교음(當歸蓮翹飮)이다. 동의보감 외형편과 만병회춘(萬病回春) 아치(牙齒)에는 목설(木舌), 구취(口臭), 치통(齒痛) 등을 다스리는 구절이 소개돼 있다.

'치치통(治齒痛) 합풍통심(呷風痛甚) 개구취예(開口臭穢) 당귀(當歸) 생지황(生地黃) 천궁(川芎) 연교(連翹) 방풍(防風) 형개(荊芥) 백지(白芷) 강활(羌活) 황금(黃芩) 치자(梔子) 지각(枳殼) 감초(甘草) 각7분(各七分) 세신3분(細辛三分) 우좌작일첩(右剉作一貼) 수전복(水煎服) 불구시(不拘時).'

풀이하면 다음과 같다.

찬바람이 닿아 더 아프고, 입을 열면 역겨운 냄새가 나는 치통을 다스린다. 당귀 생지황 천궁 연교 방풍 형개 백지 강활 황금 치자 지각 감초를 각 일곱 푼으로 하고 세신을 서푼을 마련한다. 위의 약재를 썰어 한 첩의 약을 만들어 물에 달여 수시로 마신다.

위의 설명을 보면 치과적 구취에만 적용되는 것으로 볼 수 있다. 그러나 실제로는 전반적인 입 냄새 효과가 있다. 구취는 입안의 불결, 충치, 비위열(脾胃熱), 식체(食滯), 허화울열(虛火鬱熱) 등이 원인이다. 한방에서는 당귀연교음을 비롯하여 다양한 처방으로 구취를 해소시킨다.

한의학적으로 구취 치료 기간은 증상에 따른 개인차가 있는데 빠르면 15일 쯤이면 좋아진다. 대개는 1~3개월 치료하면 입 냄새 고통에서 벗어난다.

세 가지 냄새는 최악이다

여름철 불청객이 악취다. 습하고 무더운 날씨에 스멀스멀 올라오는 악취는 불쾌지수를 높인다. 음식 냄새, 하수구 냄새, 사람냄새 등이다. 특히 사람의 입 냄새, 겨드랑이 냄새, 발 냄새 등은 상대를 고통스럽게 한다. 냄새 유발자가 상처 받을 수 있어 알리기도 민망하다.

냄새 풍기는 사람 옆에 있는 죄로 '소리 없는 아우성'만 지르는 게 일반적이다. 냄새 유발자 또한 사실을 알게 되면 대인관계 위축 가능성이 높다. 여름철에 더 심해지는 체취 세 가지가 겨드랑이, 발, 입의 냄새다. 체취 불안증을 일으킬 수 있는 세 가지 냄새에 대해 알아본다.

먼저, 겨드랑이 냄새다. 원인은 아포크라인 한샘이다. 겨드랑이를 비롯하여 항문, 유두, 배꼽, 귀 등에 분포된 땀샘이다. 아포크라인 한샘에서는 점성이 있는 땀이 배출된다. 성분은 지방질, 단백질, 암모니아, 당질, 철분, 색소, 피루브산이다. 다양한 영양분에 염분이 없어 세균이 서식하기에 좋은 환경이다. 이 땀은 원래 무색, 무취다.

그러나 피부의 포도상 구균, 간균 등과 만나 역겨운 냄새의 지방산과 암모니아를 생성하게 된다. 겨드랑이에 털이 많으면 냄새가 더 심해질 수 있다. 땀이 겨드랑이 털의 모낭 쪽에서 분비돼 산화돼 더 강해지는 탓이다. 냄새를 없애는 방법은 통풍을 자주 시키고, 땀을 수시로 닦아 건조시키는 것이다. 습한 상태에서는 산화가 잘 된다. 여름철에 겨드랑이 냄새가 더 심한 이유다.

다음, 발 냄새다. 원인은 에크린 땀샘이다. 신체 모든 부위에 분포된, 눈으로 확인이 어려운 미세한 땀샘이다. 에크린에서 나온 땀은 99% 이상 수분으로 냄새가 없다. 그러나 분비된 땀이 세균과 만나 증식 과정에서 냄새가 나게 된다. 신체에서 발 냄새가 많이 나는 이유는 발바닥에 땀샘이 크게 발달해 있기 때문이다. 이곳에는 발등의 3배, 등과 가슴의 5~10배의 땀샘이 존재한다. 1일 작은 물 1컵 정도의 땀이 난다. 땀은 긴장과 흥분 때도 유발된다.

냄새를 없애는 법은 발 청결과 건조다. 발에 땀이나 물기를 바로 제거하는 것이다. 자주 씻고, 발톱도 짧게 깎는 게 방법이다. 땀 흡수가 잘 되는 면양말을 신는 것도 센스다.

마지막으로 구취다. 원인은 내과적 질환, 이비인후과적 질환, 치과적 질환, 음식 등 다양하다. 동의보감에서는 입 냄새는 위열(胃熱)에 의해 발생하는 것으로 풀이했다. 음식은 위에서 열을 받아들여 소화된다. 식사를 하면 위장은 음식물을 삭이기 위한 비상체제로 전환된다. 많은 혈액이 위장으로 몰린다. 열(熱)이 발생해 음식을 삭이고 익힌다.

그런데 비위의 열이 지나치면 음식을 삭이고 익히는 부숙(腐熟)이 과도하게 된다. 이 경우 목은 마르고, 입은 쓰고 건조해진다. 이를 해소하기 위해 찬 것을 찾게 된다. 찬 물과 찬 음식은 위장의 열을 더 올리는 악순환이 된다. 적은 소변은 적색화 되고, 배변의 어려움과 함께 혀의 변색이나 설태 등이 나타날 수 있다. 이런 과정의 반복은 소화불량, 위장질환, 매핵기를 비롯하여 양방에서 표현하는 역류성식도염의 원인이 될 수 있다.

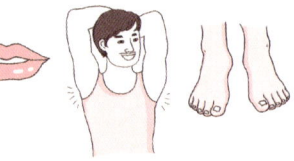

또 몸의 열(火)을 다스릴 음기(陰氣)와 진액(津液) 부족도 구취를 부른다. 허화(虛火)로 인한 입 냄새는 식욕부진, 비린내가 특징이다. 또한 치과질환인 치옹(齒癰), 폐농양인 폐옹(肺癰)의 구강과 호흡기 질환으로 인한 구취도 많다. 마늘, 파, 양파 같은 향이 강한 식재료도 구취 유발 요인이다. 이 같은 식재료 섭취 후 말을 하면 황을 포함한 역겨운 냄새가 날 수 있다.

대학생,
10년 구취에서 벗어나다

"교실에서 이상한 냄새가 난다." 친구의 한마디에 중학교 1학년 아이의 인생은 꼬였다. 무려 7년이나 입 냄새 공포에 시달렸다. 지금은 대학교 2학년인 A씨(20세)의 이야기다. 2015년 5월, 앳된 얼굴의 청년이 진료실 문을 두드렸다. 갓 대학에 입학한 그는 입을 왼손으로 가리고, 눈은 의사를 바라보지 않은 채 말했다. "입 냄새가 심해서요." 진료실은 작은 공간이다.

구취가 심한 사람과 대화하면 금세 악취가 느껴진다. 하지만 청년과 20여 분 대화하는 동안 입 냄새를 느끼지 못했다. 그러나 A씨는 심각했다. 그는 중학교 3년, 고등학교 3년 등 사춘기 6년 동안을 지옥 같은 나날로 표현했다. 그의 말을 공감하며 경청했다. 그는 차츰 고개를 들며 지난날을 설명했다.

A씨는 구취 공포증을 앓고 있었다. 그럼에도 불구하고 아무도 아픔을 어루만져주지 않았고, 제대로 들어주지 조차 않았다. 구취는 진성구취와 가성구취로 나눌 수 있다. 진성구취는 실제로 입에서 냄새가 나 주위

에 불편을 주는 경우다. 가성구취는 타인이 냄새를 의식하지 못하지만 자신은 고민하는 경우다. A씨는 입 냄새가 거의 나지 않았지만 본인은 지극히 괴로워하는 가성구취였다. 그가 내원 첫 날 말한 고통 일기다.

"초등학교 6학년 때 축구를 했습니다. 씻지 않고, 땀만 말린 채 학원에 갔습니다. 공부를 하는 데 누군가 말했습니다. "이상한 냄새가 난다. 누가 오징어 먹고 왔니." 그런데 다른 친구가 "땀 냄새 같다"고 했습니다. 저는 공교롭게 낮에 오징어를 먹었고, 운동으로 땀이 배여 있었습니다. 자꾸 제 말을 하는 것 같아 움츠러들었습니다. 이후 음식을 먹으면 냄새가 나는지 자꾸 확인하는 버릇이 생겼습니다.

중학교 1학년 때입니다. 한 친구가 "교실에서 이상한 냄새가 난다"며 저를 쳐다보는 것이었습니다. 입에서 냄새가 난다고 생각했던 저는 "다른 아이들도 이제 다 아는구나"라고 생각했습니다. 이때부터 입을 가리고 말하게 됐습니다. 수업 때 발표를 하지 않으려고 결석도 했고, 말할 때는 친구들과 멀리 떨어져 앉았습니다. 대인관계도 소극적으로 돼 친한 친구도 만들지 못했습니다.

고등학교 때는 냄새에 더욱 민감해졌습니다. 선생님의 권유로 다른 학교로 전학을 갔지만 여전히 부적응 학생으로 맴돌았습니다. 중고교 3년을 말 못하는 벙어리 신세로 살았습니다. 심지어 싸움을 한 뒤에도 냄새가 날까봐 제 변명이나 주장을 하지 못했습니다. 치과와 내과에서 여러 차례 검진을 받았지만 특별한 이상은 없다고 했습니다. 민감한 성격

탓이라고 했습니다.

저의 성격은 더 예민해졌고, 부모님도 어느 순간부터 짜증을 내셨습니다. "냄새가 나지 않는데 왜 자꾸 그러느냐. 말도 안 되는 걱정할 시간 있으면 공부나 해라"며 이상한 아이 취급을 하셨습니다."

부산 출신으로 서울의 대학에 진학한 A씨는 입학직후 몇 군데 양방과 한방병원을 거쳐 필자의 한의원에 내원했다. A씨의 이야기를 들은 뒤 부모와 통화를 했다. 부모는 단호했다. "그 애는 입 냄새가 안 납니다. 잘 타일러 보내주세요."

의사는 환자를 치료하는 사람이다. 환자는 두 종류다. 실제 몸이나 마음에 이상 증상이 있는 경우와, 지극히 정상이지만 본인은 아픔을 호소하는 경우다. 전자는 증상에 따른 처방을 하면 된다. 후자는 심리적 치료가 필요하다. 심리치료는 먼저 환자의 고통에 공감하는 것이다.

필자는 A씨의 눈을 보며 말했다. "그동안 고생이 느껴집니다. 학생과 같은 사례가 가끔 있습니다. 학생은 위열로 인한 구취 증세가 있습니다. 치료하면 분명히 입 냄새에서 벗어날 수 있습니다. 약을 처방해 드리겠습니다. 약을 복용하면서 세 가지만 지켜주세요. 첫째, 잠자기 3시간 전부터 금식입니다. 둘째, 스프레이 뿌릴 때는 당당하게 말합니다. 셋째, 잠잘 때는 높은 베개를 사용 합니다."

A씨는 철저하게 약속을 지켰다. 복용약도 단 한 번도 거르지 않았다. 1개월쯤 지난 뒤 그의 얼굴은 밝아졌다. 3개월 뒤에는 자신 있게 사람

옆에서 이야기 했다. 학과 친구들에게도 물었다. "혹시 내 입에서 냄새가 나니?" 친구들은 이구동성으로 "아니"라고 답했다. 7년 동안의 구취 공포에서 해방된 것이다. A씨는 증세가 호전된 뒤에도 3개월 더 약을 복용했다.

그가 얼마 후 찾아왔다. 돈 봉투를 내민다. "3개월 치 약값입니다. 나머지 1개월 약값은 다음 달에 아르바이트를 해서 드리겠습니다." 1년 전 치료를 할 때 A씨는 돈이 없었다. 부모가 치료비 지급을 거부한 탓이다. 필자는 A씨의 딱한 사정에 제안했다. "치료될 때까지 약을 먼저 지어 주겠습니다. 다 나으면 아르바이트 해서 지불하세요." A씨는 1년 후 그 약속을 지킨 것이다.

상처받지 않는
구취 대화법이 있다

　입 냄새 나는 사람에게 구취를 어떻게 알릴까. 주위에 입 냄새 나는 사람이 있다면 상처받지 않게 말하는 요령이 필요하다. 사람에게는 '좋은 사람 증후군'이 있다. 누구나 그저 좋은 말만 하고 싶다. 상대에게 어려운 말, 듣기 싫어하는 말은 다른 사람이 하기를 바란다.

　삶에는 좋은 소식과 나쁜 소식이 교차한다. 누군가는 그 사실을 알려줘야 한다. 그러면 총대를 누가 메야 하나. 일반적으로 의료인이 하는 게 좋다. 다만 의료인에게 오기 전까지는 주위에서 알려줘야 한다. 이때 대화법 기술이 필요하다.

　좋은 소식일 때는 말하는 이의 커뮤니케이션 스타일이 듣는 이의 정신 건강에 부담을 주지 않는다. 나쁜 소식일 때는 말하는 이의 부적절한 커뮤니케이션이 듣는 이의 불안이나 스트레스를 가중시킨다.

　구취 치료를 하면서 환자에게 가끔 묻는다. "입 냄새가 나는 사실을 어떻게 알게 됐나요?" 절반 정도는 "스스로 알았다"고 답하고, 나머지는 "누군가를 통해 알게 됐다"고 설명한다.

누군가를 다시 확인하면 대부분이 가족이고, 일부가 친구나 직장 동료다. 친구를 더 살펴보면 절대다수가 동성이고, 이성은 거의 데이트 중인 연인으로 국한된다. 연인도 가족의 부류에 포함시킬 수 있다.

이를 통해 "당신에게서 구취가 난다"는 것과 같은 어려운 말은 가족의 몫임을 읽을 수 있다. 또 현실에서도 가족이 주로 알려줌을 알 수 있다. 가족은 비밀이 없는 존재다. 무한 이해를 하는 사람이다. 가족이 말하면 구취를 가진 이가 상처를 적게 받는다. 가족 외의 사람은 아무리 가까워도 단점을 숨기고 싶은 게 인간 속내다. 특히 이성에게서 지적을 받으면 더 큰 상심을 할 수도 있다.

누군가 입 냄새가 난다. 그런데 정작 본인은 모른다. 이를 어떻게 할까. 필자가 환자들과의 많은 대화를 한 결과로 보면 가족에게 귀띔해주는 게 좋다. 최선책까지는 몰라도 차선책은 될 수 있다. 두 가지 사례를 소개한다. 먼저, 학부모 모임의 여성이다. 중년의 어머니 10명이 자녀가 초등학교 때부터 7년째 만남을 이어가고 있다. 그런데 한 어머니가 3년 전부터 입 냄새가 났다. 최근에는 구취가 더 심해졌다. 밀폐된 공간에서 만나면 눈치껏 그녀의 옆에 앉지 않으려는 어머니도 있다. 그래도 당사자는 인식하지 못했다.

한 어머니는 고민했다. "말해야 하나, 어떻게 말을 할까." 그녀는 구취가 나는 어머니의 여동생과 자리를 했다. 진지하게 상황을 설명했다. 여동생은 깜짝 놀라면서도 고마워했다. 여동생은 언니와 대화를 했다.

실제 고약한 냄새가 났다. 여동생은 우연히 안 듯한 표정을 지으며 자연스럽게 병원 행을 권유했다. 그녀는 먼저 치과에 갔다. 구강과 치아에는 이상이 없었다. 그녀는 편도 결석이나 소화기 질환을 염려해 필자를 찾아왔다.

몸이 찬 그녀는 만성 소화불량에 시달렸다. 또 아이의 학업성적으로 인한 스트레스도 많았다. 두 가지가 입 냄새 원인으로 작용한 것이다. 이 경우는 스트레스를 완화하고, 몸을 따뜻하게 하는 처방을 하면 체질이 개선돼 구취도 사라진다.

또 한 사례는 30대 초반의 남성이다. 혼인을 앞둔 그는 여자 친구의 권유로 내원했다. 20대 후반인 여자 친구는 어느 날부터 키스를 할 때 역겨움을 느꼈다. 남자친구의 입에서 계란 썩은 듯 한 냄새가 난 것이다. 처음에는 냄새가 약했지만 몇 달이 지난 뒤에는 키스할 마음도 달아날 정도로 심했다.

그녀는 주저하다가 남자친구에게 "오빠, 입에서 냄새 나네"라고 가볍게 이야기 했다. 이에 남자친구는 "내 입에서는 향기로운 냄새가 난다"라며 농담으로 받아들였다. 몇 달 뒤 그녀는 정색을 한 뒤 구취의 현실을 말했다. 심각성을 깨달은 남자는 두 곳의 치과와 한의원을 거쳐 필자와 만나게 되었다.

누구나 좋은 말, 덕담만 하고 싶다. 그러나 현실은 지적해줘야 하는 일들이 많다. 지적할 때는 상처받지 않게 말하는 기술이 있어야 한다.

또 말하는 대상이 누구인가에 따라 상처가 보약이 될 수도 있다.

구취가 나는 사람에게 어려운 말을 할 사람은 가족이 적격이다. 다음으로는 동성의 친구나 동료가 아닐까. 가족은 아픔도 이해하고 보듬는 존재이고, 동성의 친구와 동료는 같은 남자로서, 같은 여자로서 충분히 이해할 수도 있는 사람이기 때문이다.

다이어트,
구취를 악화시키다

비만은 각종 질병의 원인으로 불안감을 야기하고, 자존감을 떨어뜨릴 수 있다. 다이어트는 심한 비만인에게 '몸 건강, 마음 건강'으로 안내하는 묘약이다. 다이어트는 미용에도 좋다. 야외 활동에 좋은 봄날에는 '날씬한 각선미'에 대한 욕구가 더 강해진다. 봄과 여름에 다이어트 인구가 증가하는 이유다.

다이어트는 불편함도 있다. 탈모, 근육약화, 입 냄새 등이다. 인체는 비상사태를 대비한다. 음식물 공급이 중단되거나 감소되는 다이어트는 비상사태로 인식한다. 몸은 생명유지에 필요한 곳부터 영양분을 공급한다.

두피는 생명과 직결되지 않는다. 우선적으로 영양분이 적게 공급된다. 탈모의 원인이다. 단기간에 10킬로그램 이상 감량하면 탈모 가능성이 높다.

인체는 외부에서 영양분 공급이 끊기면 자체 에너지를 활용한다. 몸에 축적된 지방을 연소시킨다. 그런데 지방을 다 태우기 전에 단백질도 연소시킨다. 몸의 리듬이 깨지면서 근육약화, 생리통, 의욕저하 등이 올 수도 있다.

또 입 냄새도 유발한다. 잘못된 다이어트는 구취를 부른다. 다이어트 때 입 냄새가 나는 이유는 크게 세 가지다.

첫째, 타액 감소다. 음식섭취가 줄거나 끊어지면서 타액도 줄게 된다. 침샘 활동이 위축되면서 침의 자정력이 떨어진다. 구취를 일으키는 입 안의 세균 증식이 왕성해진다. 입 냄새가 나게 된다. 다이어트 초기에 많이 나타난다.

둘째, 지방 연소다. 다이어트는 음식조절, 운동 등 종합적으로 진행되는 게 좋다. 그러나 음식만을 조절하거나 굶으면 몸에 무리가 간다. 에너지원인 단백질과 탄수화물 부족현상이 발생한다. 또 혈액에 중성지방이 증가하여 혈액이 끈적거리게 된다. 이 때 저장된 중성지방이 연소하면서 지방산으로 변한다. 지방산은 땀과 섞여 함께 배출되면서 좋지 않은 냄새를 풍긴다. 불완전 대사가 계속되면 몸에는 피로물질인 유산이 축적되고 혈행도 악화된다. 유산은 암모니아와 결합해 배출된다. 일부 사람에게서 심한 찌릿 내와 흡사한 악취가 나는 이유다.

셋째, 케톤 배출이다. 간에서 합성되는 케톤은 에너지원인 당이 부족할 때 사용된다. 갑작스럽게 음식물 섭취가 줄면 몸에서는 탄수화물 소모가 많아진다. 지방이나 단백질에 비해 비율이 떨어진다. 원활한 신체활동에 지장이 생겨 지방의 완전연소가 어려워진다. 불완전하게 연소된 지방산이 강한 암모니아 냄새를 가진 케톤과 함께 배출된다.

특히 50대 이후의 중노 년은 신진대사능력이 젊을 때에 비해 떨어진다. 중노 년은 청장년에 비해 지방 분해 능력이 약하다. 케톤 비율이 많아질 가능성이 높다. 중노 년이 젊은 층에 비해 냄새가 더 나는 이유다. 노인의 냄새는 지방분해 능력 감소가 가장 큰 이유다.

한의학에서는 다이어트 입 냄새와 위의 열 관계에 주목한다. 다이어트로 인해 위에 열이 쌓이는 케이스가 많은 까닭이다. 이 증세는 구강건조, 혀의 백태, 신트림, 짙은 오줌, 역한 냄새 등이다. 위의 열과 독성을 낮추는 처방을 하면 구취가 많이 완화된다.

구취 예방 10계명

구취는 눈에 보이지 않는다. 코를 통해 느껴지면 주위에 불쾌감을 준다. 입 냄새 원인은 생리현상에 의한 자연 구취와 질환 구취로 나눌 수 있다.

생리적 입 냄새는 음식섭취, 아침 기상 직후 등으로 자연적으로 소멸될 수 있는 악취다. 질환적 구취는 비염, 축농증, 후비루, 매핵기, 치주염, 편도염, 역류성식도염, 신장질환, 간질환, 대사성 장애 등으로 인한 악취다.

질환에 의한 구취는 해당 질병의 근본적인 치료가 필요하다. 다만 생활에서 불편을 줄이는 구취 예방법은 생각할 수 있다. 입 냄새 제거나 약화에 도움이 될 10가지 방법을 소개한다.

(1) 잠을 충분히 잔다.

피로는 만병의 근원이다. 피로는 면역력을 떨어뜨리고 스트레스를 부른다. 스트레스가 쌓이면 아드레날린 분비가 많아지고, 침 분비는 감소된다. 입 안 건조는 세균 증식으로 이어진다. 악취의 주요한 요인이다. 충분한 수면은 피로와 스트레스를 해소시킨다. 결과적으로 침 분비를 원활하게 한다.

(2) 미지근한 물 8잔을 마신다.

물을 마시면 입 안 건조를 막을 수 있다. 입 안을 헹구어 주는 것만으로도 냄새를 예방할 수 있다. 특히 구내염이 있는 경우에는 물을 자주 마셔 입 안을 촉촉하게 유지해야 한다. 찬물 보다는 미지근한 물이 좋다. 물은 가정용 맥주 컵으로 하루 8잔정도 마신다.

(3) 음식을 꼭꼭 씹는다.

소화가 잘 되는 부드러운 음식을 꼭꼭 씹는다. 음식을 오래 저작하면 침 분비가 잘 된다. 소화가 잘 안 되는 음식을 먹으면 소화 기능이 약해질 수 있다. 이 경우 위에서의 부패와 발효로 인해 입 냄새가 날 수 있다.

(4) 아침 식사를 한다.

식사는 규칙적으로 한다. 공복 시에 입 냄새가 심해진다. 특히 아침 식사를 거르면 구취 가능성이 높다. 허기에 의한 구취를 막기 위한 방법이 규칙적인 식사다.

(5) 혓솔질을 한다.

입 냄새의 상당부분은 구강이 청결하지 못한 탓이다. 그 중 상당 부분은 혀에 낀 설태다. 혀를 닦으면 구취를 대폭 줄일 수 있다. 혀는 뒤쪽에서 앞쪽으로 부드럽게 3~4차례 닦는다.

(6) 단 음식과 강한 향신료를 피한다.

단 음식이 잇몸이나 치아 사이에 남으면 입 냄새를 유발한다. 구취 예방 차원에서는 무설탕의 식음료가 좋다. 또 강한 향신료가 든 음식이나 유제품 등은 피한다. 마늘과 양파를 비롯한 강한 향신료 식품은 입 냄새의 원인이다.

(7) 섬유질 식사를 한다.

섬유질이 풍부한 시금치 녹차 우엉 당근 브로콜리 등은 입 냄새 제거에 도움이 된다. 표면이 거친 섬유질 식품은 타액선을 자극해 침 분비를 촉진시킨다.

(8) 담배와 커피를 피한다.

담배는 역겨운 냄새를 일으킨다. 흡연은 비타민C를 파괴해 구취의 원인이 된다. 커피의 카페인은 입안을 각종 세균이 증식하기 좋은 약산성으로 만든다.

(9) 녹차를 마신다.

입 냄새의 주된 원인은 입안의 세균이다. 녹차와 홍차에는 폴리페놀 성분이 많다. 생강차와 레몬차는 일부 살균 작용이 있다. 입 안의 세균 증식을 억제한다.

(10) 구강청결제를 사용한다.

구강청결제는 입 냄새 제거, 구강 세척에 도움이 된다. 구강청결제는 식약처의 허가를 받은 의약외품을 사용한다. 알코올은 입안을 마르게 할 수 있으므로 알콜 성분이 없는 제품을 쓰는 게 좋다.

4

사랑과 구취의
인과관계

황홀한 키스,
달콤한 기절

 키스는 입맞춤이다. 사랑의 표현으로 상대의 입에 자기 입을 맞추는 것이다. 키스는 본능이다. 배우지 않아도 마음이 가면 몸이 따르는 행동이다. 따라서 환상을 갖기도 한다. 좋아하는 사람과의 키스는 달콤한 향기, 감미로운 입술의 연속으로 영원한 행복을 상상하게 한다. 물의 여인처럼 깔끔하고, 꽃을 든 남자처럼 자상한 면을 생각한다.

 문학 작품의 주인공들은 독자의 애간장을 녹이는 입맞춤을 곧잘 한다. 목을 뒤로 젖힌 여인을 힘껏 안는 젊은 백작, 기절할 듯 아련한 상황에서도 목을 타고 흘러내리는 사랑을 키스로 되돌려주는 청순한 소녀류의 표현이다. 실제로 많은 키스는 감정이 승화된 진한 사랑의 결정체다. 그러나 세상의 모든 입맞춤이 낭만적인 것은 아니다. 사랑을 가장한, 입맞춤을 매개한 그릇된 행동도 꾸준하다.

 1983년 AP통신은 미국의 '키스 강도'를 소개했다. 산토스라는 여인은 입맞춤을 추구하는 남성본능을 악용했다. 그녀는 호프 바 등에서 만난 남자를 유혹했다. 술기운을 핑계 삼아 남성들과 키스를 했다. 키스에

몰두하던 남성은 서서히 온 몸에서 힘이 빠졌다. 술에 마취제가 섞인 탓이다.

그녀는 남성이 정신을 잃으면 금품을 훔쳤다. 경찰은 피해자 11명을 확인했다. 그러나 경찰은 그녀의 수법을 추측할 뿐이다. 같이 술을 마시면서도 자신은 기절하지 않고, 건장한 남성만 정신 잃은 것을 미스터리로 여긴다.

술에 취하면 아름다워야 할 입맞춤이 회한의 아픔으로 타락하기도 한다. 1929년 서울 종로경찰서에서 36세의 체격 좋은 목수와 일행 3명이 조사를 받았다. 음식점 여종업원을 키스로 기절시킨 사건 때문이었다. 11월 8일 그는 친구들과 청진동 음식점에서 자정 무렵까지 취하도록 마셨다. 폭음을 한 그는 서빙을 하던 21세 여종업원에게 불같은 키스를 했다. 준비되지 않은 상태에서 과격한 키스를 받은 여성은 그만 졸도하고 말았다. 술 취한 사람들은 모두 경찰서로 잡혀갔다.

사랑의 감정인 키스는 기술로 변질된다. 그 중의 하나가 오래 하기다. 기네스북에는 세계최장시간 키스 기록이 수시로 바뀐다. 2009년 독일에서는 32시간 7분 14초나 입맞춤을 했는데, 2011년 태국에서는 무려 7쌍이 이 기록을 갈아치웠다.

하지만 키스 오래하기 기록자들은 파경 확률이 일반인에 비해 높다. 처음 몇 분은 좋은 감정이 일지만 시간이 지날수록 상대의 입 냄새에서 자유롭지 못하기 때문이다. 깔끔한 이미지가 불결한 느낌으로 바뀔 수 있다. 특히 트림이라도 하면 내장의 냄새까지 올라온다. 좋은 감정이 순식간에 사라질 수도 있는 것이다.

키스는 사랑과 냄새의 나눔이다. 달콤한 혀를 교환하는 짧은 순간에 1억 마리의 박테리아도 이동한다. 네덜란드 렘코 코트 교수팀은 인간만이 프렌치 키스를 하는데, 10초의 짧은 기간에 8000만 마리의 박테리아를 교환됨이 밝혔다. 박테리아는 대부분 유익하다. 그래서 키스는 면역력 강화의 묘약이다. 하지만 구강 불결, 이비인후과 질환, 내과 질환이 있으면 입 냄새가 날 수 있다. 구취는 사랑하는 연인도 멀어지게 하는 사랑과 소통의 악재다.

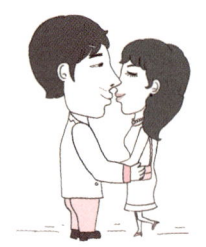

소개팅 성공 3조건

소심녀의 소개팅 성공법이 있다. 필자를 찾은 여대생 J씨의 사례다. 미인은 아니지만 귀여운 이미지의 여대생은 1학년 때부터 미팅에 나섰다. 그녀는 조용한 스타일이다. 말을 많이 하기 보다는 듣는 유형이다. 조신하다는 평과 함께 남자들이 좋아할 유형이라는 소리도 듣곤 한다.

그런데 3학년 때까지 소개팅은 모두 실패했다. 10여 차례 만남에서 애프터를 받지 못했다. 좋아하는 동아리 선배에게 애타는 눈망울을 보냈지만 대답 없는 메아리에 불과했다. 어떤 친구는 남자친구와 저녁에는 신촌의 거리를 걷고, 주말에는 야구장에도 간다. 또 만남과 헤어짐을 하는 친구도 있다.

하지만 J씨는 3년 동안 남자친구를 사귀지 못했다. 관심은 있는데, 상대가 접근하지 않는다. 그렇다고 '사귀자'고 먼저 말할 성격도 아니다. 그녀는 인터넷에서 남자친구 만들기, 소개팅 성공하기 등의 사례 글을 탐독했다.

나름, 원칙을 세우고 도전했다. 먼저, 옅은 화장이다. 대학생답게 화려하지 않으면서도 끌림이 있는 이미지를 고려했다. 다음, 상대 취향에 맞는 의상을 골랐다. 또 장소도 은은한 조명이 있는 곳을 선택했다.

로맨틱한 분위기를 조성하기 위함이다. 또한 대화 기술을 익혔다. 눈으로 공감하고, '맞아요' 등의 리액션을 수시로 했다. 특히 폭탄 질문을 피했다. '소개팅 몇 번 했어요', '키가 얼마예요'라는 직설적 표현을 하지 않았다. 대신 대화 주제를 상대가 관심 사항으로 준비했다.

그럼에도 불구하고 효과를 보지 못했다. 그녀가 3학년 겨울방학 때 내원했다. 동행한 어머니가 말했다. "얘가 어려서부터 소화를 잘 못시켜요. 식사 양도 적고, 트림을 자주 해요. 몸이 약한데 보약을 먹이고 싶어요."

여대생을 진맥했다. 맥이 힘차지 않고, 손도 찼다. 위와 장의 활동이 약한 편이었다. 소화력이 떨어진 탓에 트림과 되새김질을 간혹 했다. 신물이 넘어와 역류성 식도염과 입마름 중세도 있었다. 목이물감도 가끔 느꼈다. 입 냄새도 있었다. 물론 그녀는 알지 못했다. 밀폐된 공간에서 10여분 이야기 하면 느끼는 정도였다.

소화력이 약하면 식욕부진, 만성피로, 위 무력증 등이 동반된다. 동의보감에 따르면 인삼, 백출, 백복령, 자감초 등이 포함된 사군자탕이 효과적이다. 향약집성방에서도 소화부진 다스림 법으로 위 약재에 생강을 섞어 달인 물을 제시했다.

여대생에게 소화력 증진 처방과 함께 가미치위탕을 하루 세 번씩 복용하게 했다. 가미치위탕은 역류성식도염을 잡는 데 좋다. 위의 활동을 촉진해 소화기능을 향상시키고, 면역력 증진에 유용하다. 또 생약으로 만든 구강청결제를 선물했다. 소화기능이 약한 그녀의 구취도 해결하려는 처방이었다.

6개월이 지난 뒤 그녀의 얼굴은 화색이 돌았다. 소화기능과 기의 순환이 원활하자 혈색이 좋아진 것이다. 특히 그녀가 의식하지 못했던 입 냄새 사라졌다. 4학년이 된 여대생은 남자 친구가 생겼다. 그녀가 말했다. "소개팅 성공 연구에서 빠진 게 '구취 여부'였습니다."

그녀가 밝힌 소개팅 성공 전략 3단계다. 첫째, 구취여부를 확인한다. 둘째, 깔끔한 이미지 연출이다. 셋째, 대화 능력을 키운다.

입 냄새로 인해 3년간 소개팅에서 애프터를 받지 못했던 여대생의 경험이 살린 이성 친구 만들기 법이다. 필자는 첫 번째 항목 '구취 여부 확인'에 유독 눈길이 간다.

여성의 구취와 임신

입 냄새를 치료하면 임신이 된다? 이 같은 가설은 성립하기 어렵다. 임신까지는 여성의 배란, 난자와 정자의 수정, 자궁 착상 등 체계적인 단계를 거친다.

여러 과정에서 한 가지만 이상 있어도 불임이 될 수 있다. 남자에게 문제가 있을 수도 있고, 여자에게 이상이 있을 수도 있다. 부부 모두 지극히 정상임에도 착상에 계속 실패할 수도 있다. 불임의 원인은 다양하기에 입 냄새와 임신의 연결은 무리다.

오히려 임신 하면 입 냄새가 심해질 수 있다. 임신 중에는 호르몬 분비 변화가 온다. 입덧도 있다. 숙면이 어렵고, 비타민 섭취가 줄 수도 있다. 이 같은 신체 변화는 구강질환이나 위장질환의 원인이 된다. 입 냄새를 나게 할 수 있고, 구취를 더 심하게 할 수도 있다. 구취와 임신의 상관성은 떨어지는 셈이다. 그러나 구취 치료로 임신한 사례도 있다.

2014년 봄이다. 재일동포 여성 사업가가 입마름과 구취를 상담했다. 42세인 그녀는 날씬한 몸매에 이지적인 얼굴이다. 호감형 미인은 구취로 좋은 이미지가 다소 흐려짐을 안타까워했다. 그녀는 자녀가 없었다. 10년 전 유산 이후 생리불순과 불임이 이어졌다. 아이를 원하는 그녀에게 여담으로 말했다. "입 냄새, 입 마름이 치료되면 임신 가능성도 높아집니다. 단 몸이 차가워 임신되지 않을 때입니다."

그녀의 구취는 위가 찬 게 원인이었다. 위의 찬 기운이 자궁에 영향을 미쳤고, 자궁 냉증과 생리불순 증상으로 나타났다. 위와 장의 온도는 체온보다 높다. 따뜻해야 위 세포 활성도가 높아진다. 위가 따뜻하면 음식이 빨리 소화된다. 위가 차가우면 소화가 느리다. 음식이 위에서 오래 머물 수록 부패 가능성 높아진다. 위의 염증과 습한 기운과 열로 인한 수분대사가 어렵고 독소가 많은 습열(濕熱)을 부른다. 위의 온도가 낮으면 음식 부패와 위벽의 담(痰)도 형성된다. 담은 기혈(氣血) 순환을 방해해 위의 온도를 더 낮추게 된다.

그녀의 치료 원리는 몸을 따뜻하게 하는 것이다. 위를 보호하고, 자궁을 따뜻하게 하는 온경탕과 영신환을 처방했다.

3개월 후 일본에서 전화가 왔다. 그녀는 "구취와 입마름이 많이 가셨다"고 했다. 또 귀띔을 한다. "제가 먹는 약이 모든 구취 환자에게 적용 되는가요. 일본에는 입 냄새 나는 사람이 많은 데 전문의사를 찾기 힘듭니다. 일본인을 상대로 사업을 하면 좋겠어요."

2개월 후 그녀의 들뜬 목소리가 수화기 너머로 들렸다. "원장님. 저,

임신했어요. 축하해주세요. 정말 고맙습니다." 위가 따뜻해지자 자궁이 제 온도를 찾았고, 불순이던 생리도 리듬을 회복한 것이다. 몸의 모든 기운이 정상이 되자 임신도 한 것이다. 그녀의 감사의 인사에 내 마음의 온도도 올라갔다.

스타연예인은
구취의 신(神)

'쭉쭉 빵빵' 미녀군단 속의 한 남자! 직급은 사원, 대우는 부장! 광란의 춤 솜씨, 화려한 입담의 스타! 그가 뜨면 분위기는 격정으로 치닫는다. 노래, 댄스, 개그 등 화려한 개인기로 분위기를 급상승시킨다.

입사 5년차인 김문화씨(가명)다. 그의 직장은 굴지의 유통회사다. 그는 회사의 오락부장 출신이다. 고등학교 때부터 '연예의 끼'를 발산한 그는 대학 때도 미팅과 모임, 축제에서 군계일학처럼 돋보였다. 주변에는 예쁜 여대생이 몰렸다. 남자 친구도 많았다. 워낙 재미있고, 주위를 순식간에 즐겁게 해주는 능력 덕분이었다.

입사 5개월 만에 그는 회사 야유회 MC로 발탁됐다. 부서 회식을 '광란의 밤'으로 이끈 공로가 인정된 것이다. 이때부터 사원이지만 '부장'으로 통했다. 비공식 오락부장인 셈이다.

또 하나의 별명은 콜(call)이다. 퇴근 시간이면 여기서도 콜, 저기서도 콜이었다. 부장도 부르고, 남자동료도 부르고, 여직원들도 커피 타임을 요청했다. 매일 밤 문화생활을 즐기는 그는 본명 대신 이름을 '김문화'로 사용했다.

재벌 회장이 부럽지 않은 김문화씨의 '톱스타 생활'은 3년이 채 가지 않았다. 차츰 콜이 줄었다. 회사 행사 때도 나서지 못했다. 동료들은 살가운 이야기를 피했다. 부서의 잦은 비공식 회식에서도 매번 소외됐다. '왕따'가 된 것이다. 그는 곰곰이 생각했다. 아무리 고민해도 특별히 미움을 받을 행동은 없었다. 그는 우울증을 앓게 된다.

그를 동정한 한 여직원이 조심스럽게 말했다. "회식 때 부장님이 김문화씨 참여를 원치 않습니다. 부르지 말라고 합니다. 입 냄새가 역겨워 음식 맛이 감소된대요."

김문화씨는 구취를 의심해 본 적이 없다. 대학 때 입 냄새가 없었다. 구취가 심했으면 가족이 말했을 것이다. 입사 후에는 혼자 생활했지만 입 냄새가 난다는 이야기를 듣지 못했다.

그가 내원했다. 10여분 상담을 하자 진료실에서 계란 썩은 듯 한 냄새가 솔솔 풍긴다. 그는 구취가 심했다. 정작 본인만 몰랐다. 증세를 살핀 결과 구취는 입사 후에 시작된 듯했다.

원인은 업무 스트레스와 음주 과다로 판단됐다. 야유회 스타인 그는 마케팅 업무에서는 막내 급이었다. 매일처럼 지적을 받았고, 목표 실적 달성 고민이 심했다. 게다가 계속되는 콜로 술을 마시는 횟수가 늘었다.

지나친 음주와 누적된 스트레스는 간에 열을 발생시켰다. 이로 인해 생긴 입 냄새는 계란이 부패할 때처럼 고약하다. 이 특징은 냄새는 지독하지만 치료가 쉽다. 간의 습열(濕熱)을 잡아주면 된다. 만약 음주 후 북엇국 등으로 숙취를 해소했으면 입 냄새로 인한 괴로움을 당하지 않았을 것이다. 북엇국은 속이 더부룩한 습열 증상 완화와 기의 흐름을 원활하게 한다. 하지만 혼자 사는 그는 몸 관리를 제대로 하지 못했다.

   그에게 혈을 보하고 간의 열을 제거하는 소요산 계통을 처방했다. 젊은 그는 간의 습열이 빠지자 1개월 만에 입 냄새에서 벗어났다. 성격도 서서히 밝음을 되찾았다. 간의 습열로 발생한 구취는 주변에서 자주 접할 수 있다. 심하지 않으면 대부분 3개월 이내에 치료된다.

전화를 받지 못하는 남성

"갑자기 말을 할 수가 없다. 강의 때 수시로 목을 축인다. 증상은 3년 쯤 됐다." 50대 대학 강사의 하소연이다. 그는 어느 날 전화를 받는 데 목소리가 나오지 않았다. 목의 후두가 딱 닿는 느낌을 받았다. 물로 목을 축인 뒤 가까스로 통화를 마쳤다.

이비인후과를 찾은 그는 역류성 식도염 진단을 받았다. 그는 일주일 정도 약을 복용한 뒤 중단했다. 한 움큼이나 되는 약을 몇 달 복용하기가 버거운 탓이었다. 또 며칠 지나니까 호전도 됐다.

그런데 이 같은 증상은 종종 나타났다. 다른 이비인후과를 찾았다. 목을 촬영한 사진을 세심하게 살핀 의사는 "아무 이상이 없다. 단지 예민한 성격인 듯하다. 물을 자주 마시면 목의 부담이 사라질 것"이라고 했다. 50대 대학 강사의 목 상태는 호전과 악화가 반복됐다. 강의를 10분만 하면 허스키한 목소리가 나왔다. 갑자기 말할 때는 목 안쪽이 맞닿은 느낌으로 고통스러웠다.

그를 진찰했다. 위의 습담, 약한 비염이 있었다. 습담(濕痰)은 오랫동안 수습(水濕)이 지속돼 생긴 담증(痰證)이다. 투명한 가래, 가슴 답답함, 역겨움, 헛기침 등이 동반될 수 있다. 습담은 주로 식생활의 불규칙과 위가 냉해서 생성된다. 위장이 차면 음식물 소화 때 혹사가 불가피하고, 습열(濕熱)을 부른다.

사람의 활동과 비유할 수 있다. 마른 옷을 입은 사람과 젖은 옷을 입은 사람은 활동 때 에너지 소비량이 다르다. 젖은 옷을 입으면 마른 옷을 입은 사람에 비해 더 많은 에너지를 소모한다. 차가운 위는 음식물이 들어오면 따뜻한 위에 비해 과부하가 걸려 열이 발생한다. 증발 성향의 습은 습열로 이어진다. 현대의학의 역류성식도염과 비슷한 증상이다.

그의 후두는 음식물의 산이 역류하면서 자극 받은 것이다. 그러나 질적 변화가 온 것은 아니었다. 이 경우 목이 아닌 소화기 질환 차원에서 접근해야 한다. 식생활에서는 기름지고 튀긴 고량진미는 피하는 게 좋다. 처방은 태평혜민화제국방에서는 신출환, 산정환, 삼선환, 이진탕을 제시하고 있다.

비염은 코를 막히게 한다. 코가 막히면 위산 역류가 심해질 수 있다. 한 방송사에서 실험을 했다. 잠잘 때 코 고는 사람이 그렇지 않은 사람에 비해 위산역류가 심한 것으로 나타났다. 비염환자는 코가 목 뒤로 넘어가는 후비루 가능성도 있다. 그런데 목소리와 관련해서 더 중요한 것은 위산 역류다. 필자의 진찰 경험상 비염환자의 약 70%는 위산역류를 보였다.

50대 대학 강사의 맥을 짚고, 목 벽과 코 안을 진찰했다. 생활 습관도 체크했다. 후두의 이상과 목 이물감, 위장의 관계를 확인한 뒤 위장 다스림 처방을 했다. 그는 습담과 비염에 의한 산의 역류, 후비루가 동시에 진행돼 매핵기 증상을 보였다.

일부에서는 목에 연연해 위산작용을 억제하는 제산제로 후두 중화 방법을 찾기도 한다. 그러나 필자의 경험상 소화기 질환을 다스리면 저절로 좋아진다. 이 남성은 약을 3개월 복용한 뒤 목 이물감과 쉰 목소리에서 벗어났다.

구취 남성의
예비 신혼여행

2015년 가을, 설악산의 한 호텔이다. 투숙한 남녀는 신나는 밤을 보냈다. 다음날 아침, 남자는 충격에 빠진다. 여인이 사라진 것이다. 소지품도 깨끗하게 치워졌다. 한 장의 메모지도 없다. 누군가 침입 흔적도 없다. 납치는 아니다. 그렇다면 스스로 종적을 감춘 게 아닌가! 남자는 혼란스러웠다.

남자는 54세의 K씨다. 10년 동안 홀로지낸 그는 동호인 모임에서 꿈에 그리던 이상형을 만났다. 46세의 M씨다. 그는 3개월여 끈질긴 구혼을 했다. 짝을 잃은 지 5년째인 여인도 적극적인 남자에게 조금씩 마음을 열었다. 둘은 결혼 탐색을 위해 예비 신혼여행을 결정했다. 남자는 2박3일 여행을 설계했다. 첫날은 깊은 산속의 아늑한 설악산의 호텔, 둘째 날은 가슴이 탁 트이는 동해 바다의 호텔, 셋째 날은 한적한 오솔길, 지방도로를 우회하며 서울로 돌아오는 일정이다.

그런데 첫날밤을 치른 뒤 문제가 터진 것이다. 남자는 서울로 돌아왔다. 이틀 후 휴대전화 벨이 울렸다. 그녀였다. 침울한 목소리가 들린다.

"당신은 참 좋은 분이에요. 그러나 당신과 평생을 함께 할 자신이 없습니다. 입 냄새가 너무 심해요~~."

남자가 필자를 찾아온 것은 그 다음 날이었다. 그는 진성 구취였다. 본인은 알지 못하지만 주위 사람은 악취로 고통 받는 게 진성구취다. 그의 입 냄새를 구취측정기로 확인했다. 수치가 아주 높게 나왔다. 그와의 상담 10분이 지날 무렵 진료실은 악취로 오염될 정도였다. 그럼에도 그는 심한 입 냄새를 자각하지 못했다.

원인은 위장의 습담(濕痰)이었다. 위에 습(濕)이 쌓이면 효소가 발효되는 듯 한 후끈후끈한 열기인 위열과 담(痰)열이 생성돼 트림과 신물이 넘어올 수 있다. 현대의학에서 역류성식도염으로 표현하는 증상이다. 흔히 담(痰)열은 입마름, 속쓰림, 가슴통증, 옆구리 통증, 기침, 가래, 트림, 목 이물감 등이 동반된다.

그러나 이 같은 증상 없이도 진행되기도 한다. K씨는 별다른 증상이 없었다. 그가 구취를 의심하지 않은 이유다. K씨의 입 냄새는 10년 정도 됐다. 혼자 산 기간과 비례했다. 식사, 음주 등 불규칙한 생활이 반복되면서 발병한 것으로 추정됐다.

동의보감에서는 습담 치료에 이진탕(二陳湯)의 가감을 들고 있다. 필자는 K씨의 상태를 종합 진단, 이진탕의 가감처방인 가미치위탕을 하루 세 번씩 복용하게 했다. 또 식습관을 규칙적으로 바꾸게 했다.

K씨의 구취는 주원인이 역류성식도염이었다. 위장에 쌓인 비생리적 체액인 습(濕) 탓에 위 기능이 저하되었다. 소화기능이 원활한 편이 아니었고, 수면의 양과 질도 좋은 편이 아니었다. 면역력 증진과 위 기능 강화에 좋고, 습열(濕熱)에 효과적인 가미치위탕을 처방한 것이다. 또 규칙적인 식사와 충분한 수면의 확보를 통해 심신의 안정을 취하게 했다. 그 결과 2개월 만에 K씨는 구취에서 벗어날 수 있었다.

키스사과

사과를 이용한 입가심 캔디, 사과를 원료로 한 막걸리, 사과나무에서 딴 키스과일······.

창조경제 시대는 톡톡 튀는 아이디어로 생존해야 한다. 천편일률적인 기존의 효과에 새로운 색채를 더할 때 차별화가 가능하다. 한국인의 대표적 과일인 사과도 계속 진화한다. 단순한 당도나 색깔, 크기를 넘어선다.

사과의 효능은 입 냄새 완화로 확대되고 있다. 사과의 구취제거 능력을 활용한 캔디, 막걸리 등이 등장하는 것이다. 입 냄새를 없애는 캔디는 이미 20여 년 전에 시판되었다. 사과, 오렌지, 레몬, 포도 등 6가지 과일 향을 이용한 캔디였다.

또 사과 막걸리도 구취를 줄이는 방향으로 진화하고 있다. 영양가 높은 웰빙 주류로 각광받는 막걸리의 단점 중 하나는 트림에 의한 입 냄새다. 쌀 등이 주원료인 막걸리에 사과즙을 첨가해 목 넘김이 부드럽고 입 냄새가 적은 민속주를 빚는다. 맛과 향이 좋은 고급탁주로 탄생한다.

여기에 '키스 사과' 시대도 열릴 것으로 보인다. 포항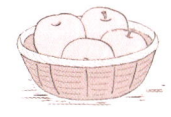
의 한 영농법인은 폴리페놀 함량을 높인 사과를 개발하고
있다. 항산화 물질인 폴리페놀은 입 냄새 제거에 좋은 성분이다. 이 성분이 다량 함유된 사과를 먹은 뒤 키스하면 구취 염려는 사라진다는 논리다.

이는 2013년 농촌진흥청이 사과에 폴리페놀의 함량을 증가시키는 방법을 개발한 덕분이다. 농촌진흥청이 식물에서 분리한 면역 활성 다이펩타이드를 사과에 뿌린 결과 사과의 폴리페놀 함량이 증가하고, 껍질이 더 붉고 윤기가 나는 것을 확인했다. 이 기술을 바탕삼아 영농법인에서 폴리페놀 함량을 대폭 높인 '키스 사과'를 현실화하고 있는 것이다.

위와 같은 제품화는 사과의 입 냄새 완화 성질로 가능하다. 사과에는 탄수화물, 무기질, 비타민, 나이아신 등 다양한 영양소가 포함돼 있다. 이중 구취와 관련, 세 가지 면에서 유용하다.

먼저, 풍부한 비타민과 유기산이다. 여러 비타민과 유기산인 사과산, 구연산, 주석산 등은 스트레스 해소에 유효하다. 스트레스가 쌓이면 구취를 유발할 수 있다. 다음, 수용성 식이섬유 펙틴이다. 이 성분은 위장의 운동을 촉진시킨다. 변비 예방과 위액분비 및 배변 촉진, 장내 가스 배출 활동으로 위열에 의한 구취를 예방할 수 있다.

마지막으로 폴리페놀이다. 항산화 효과가 있는 폴리페놀은 몸 속 활

성산소를 분해한다. 사과에는 폴리페놀의 일종인 퀘세틴이 풍부하다. 항염, 항균 작용을 하는 퀘세틴은 구강의 치아, 잇몸, 혀에 붙은 세균을 없애준다. 폴리페놀 옥시다제는 입 냄새의 원인중 하나인 메틸 메르캡탄을 불활성화 시킨다. 농촌진흥청이 사과즙을 이용해 메틸 메르캡탄의 불활성 정도를 실험했다. 그 결과 사과즙을 첨가한 경우 73.5%의 구취억제 효과가 있었다.

구취제거 효과가 있는 사과는 양치를 대신하기에 좋다. 사과를 깨물어 치아와 혓바닥에 문질러 준다. 풍부한 섬유질은 입안의 세균제거 역할을 한다. 섬유질은 타액의 분비를 촉진시킨다. 또 물에 사과식초를 섞어 마시면 소화가 촉진되고 구강의 세균제거에 도움이 된다.

나폴레옹의 키스, 조세핀의 몸 냄새

"당신을 애타게 그리워하오. 일주일만 지나면 당신을 볼 수 있소. 그대, 그때까지 목욕을 하지 마시오. 지금 그대로의 몸으로 나를 기다려 주시오. 당신의 냄새가 그립소."

전장에 있던 나폴레옹이 연인 조세핀에게 보낸 편지의 일부다. 나폴레옹은 여섯 살 연상인 조세핀에 빠졌다. 나폴레옹을 사로잡은 조세핀의 매력 중 하나는 몸 냄새였다.

편지에서 알 수 있듯이 나폴레옹은 전쟁터에서도 그녀의 체취를 잊지 못했다. 26세의 청년 장군 나폴레옹과 사교계의 여왕으로 과부였던 조세핀의 사랑의 징검다리는 바로 체취였다.

나폴레옹은 사랑하는 연인에게 아낌없는 키스를 퍼부으며 체취를 만끽한다. 그의 편지에는 열렬한 키스 이야기가 나온다. 두 구절을 본다. "백만 번의 키스를 보내오. 빨리 오시오.", "나는 세 시간 안에 그대를 만날 것이오. 달콤한 내 사랑, 그 때까지 천 번의 키스를 보내오."

사랑에는 냄새가 중요하다. 시각에 의해 이끌어진 남녀관계는 후각으로 인해 완성된다. 사랑의 심리에서 남자는 시각에 약하고, 여자는 목소리에 매력을 느낀다. 그런데 첫 시선 보다, 첫 냄새가 배우자 선택의 결정적 변인이 된다.

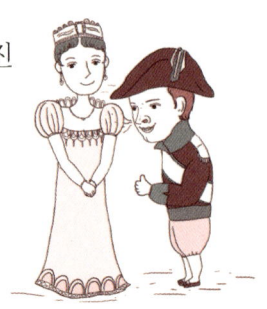

냄새의 확인 방법이 키스다. 향긋함과 달콤함을 느끼면 황홀한 관계가 지속되는 반면 역겨운 냄새를 맡거나 불쾌한 감정이 솟으면 더 이상 진전이 어렵다. 남녀가 이성을 처음 만나거나 첫 키스가 예상되면 몸에 향수를 뿌리고, 이를 닦고, 가글을 하는 이유다.

진화론적 관점에서 남녀의 만남은 2세 생산으로 설명된다. 본능과 학습을 통한 오감을 활용해 최적의 배우자를 선택하려고 한다. 우선 시각적 호감으로 끌림이 되면 냄새가 큰 변수가 된다. 체취를 가장 확실하게 느끼는 것은 키스다. 여성은 첫 키스 때 남성의 능력을 재단한다. 자신에게 적합해 건강한 2세를 낳을 수 있을지 본능적으로 판단한다. 키스는 혀의 교환이고, 침의 나눔이고, MHC(주조직적합성복합체)의 이동이다.

혀의 터치는 말초신경을 자극, 사랑의 분위기를 성숙시킨다. 또 남성의 침에서는 남성 호르몬인 테스토스테론의 맛을 느낄 수 있다. 테스토스테론은 남성답게, 정열적으로, 적극적으로 만드는 호르몬이다. 여성은 첫 키스를 통해 상대가 자신에게 맞는 지 여부를 느끼게 된다. 남성의 침에 들어있는 남성 호르몬 테스토스테론의 맛으로 건강한 2세 출산 가능성을 점친다.

키스 때 MHC(주조직적합성복합체)가 오간다. MHC는 개체를 구별하는 독특한 생화학적 지표가 되는 세포표면 분자그룹의 유전자 단백질이다. 남녀의 유전자가 유사하면 태어날 아이의 건강도가 떨어질 수 있다. 여성은 본능적으로 MHC 단백질 친연성이 떨어지는 남자에게 호감을 느낀다.

체취는 사랑의 촉진제가 될 수도, 사랑의 절연제가 될 수도 있다. 심리학자인 미국의 마크 크리스탈 교수는 "장미꽃 향, 딸기의 향과 같은 달콤한 냄새는 사랑의 화학적 반응을 강화한다"고 했다. 이 같은 심리는 사랑의 사업에도 연결돼 있다. 이성을 유혹하는 페르몬 향수가 그 것이다. 실제로 사랑과 냄새는 밀접하다. 사랑에 깊이 빠진 여성일수록 배우자의 냄새를 확실하게 맡는다는 실험도 있다.

인간의 후각 유전자는 1천개가 넘는다. 자연환경에 순응하기 위해 시각과 청각이 더 필요했지만 인간에게는 본래 강력한 후각이 주어졌다. 이는 사랑의 방정식 등 인간관계에 많은 영향을 미친다. 이성의 만남에서 배우자 선택까지는 첫 시선 보다, 첫 키스가 더 큰 역할을 한다. 그런데 첫 키스에서 구취가 폴폴 나면 어떨까. 입 냄새는 사랑도, 인간관계도 어렵게 하는 요인이다.

하지만 구취를 가진 사람도 낙담할 필요는 없다. 원인을 알면 쉽게 치료되는 게 입 냄새. 한의학적 관찰에서 많은 입 냄새의 원인은 후비루, 역류성식도염, 비염, 축농증, 목이물감, 매핵기, 설태, 치태, 충치, 편도염, 인후두염 등 다양하다. 원인에 맞는 처방을 하면 대부분 3개월 이내에 구취는 해소된다.

키스의 7가지 의미

사람은 보고 싶은 것만 보는 존재다. 관심 영역에만 집중한다. 관광을 해도, 영화를 봐도, 시장에 가도 그렇다. 인간 심리를 알 수 있는 실험이 있다. 하버드대 심리학과 대니얼 사이먼스 교수는 6명의 여성 중 3명에게 흰옷을, 3명에게 검은 옷을 입혔다. 같은 색 복장의 사람끼리 공 2개를 일정시간 던지게 했다. 또 중간에 가슴을 치는 고릴라를 등장시켰다.

이 동영상을 사람들에게 보여주기 전에 '흰 옷 여성의 공 패스 횟수를 확인하라'고 주문했다. 대부분 사람은 정답인 16회를 정확하게 세었다. 그러나 질문하지 않은 고릴라의 등장, 커튼 색깔의 변화, 검은 옷을 입은 1명의 퇴장 등은 거의 알지 못했다.

결과는 인종, 수입, 연령에 관계없이 비슷했다. 이 실험은 관심 있는 것에만 집중하고, 그 밖의 것은 흘려보내는 사람의 특징을 알려주고 있다.

키스는 청춘남녀는 물론이고 연령 지긋한 노신사도 관심 많다. 사랑의 입맞춤인 키스는 사람마다 관점이 다르다. 구취의학, 입 냄새 제거 연구에 많은 시간을 할애하는 필자는 키스를 냄새 측면에서 풀이하게 된다. 직업적 본능이고, 반사행동이다. 달콤함, 충만감, 부푼 감정 보다는 타액, 혀, 면역력, 구취를 연상한다.

사랑에는 책임이 전제된다. 키스는 사랑의 과정이고, 사랑이다. 키스도 책임이 따른다. 상대에게 상큼함, 짜릿함을 선물해야 한다. 키스할 때 최악은 심한 입 냄새다. 무르익은 로맨틱 분위기를 얼음처럼 썰렁하게 할 수도 있다. 입 냄새는 키스의 황홀감을 낭패감으로 급전직하 시킬 수 있다. 키스의 사회학적 생리학적 의미를 구취 관점에서 풀어본다.

(1) 혀의 교환

키스는 혀와 혀가 오가는 설왕설래(舌往舌來)다. 상대의 입술과 입안에서 혀를 강렬하게 탐닉하는 사랑의 행위다. 영어권에서 프렌치 키스, 프랑스어로는 갈로셰라고 한다. 해학적인 우리 민족은 설왕설래는 이 말 저 말이 나오는 뜻으로 썼다. 유머스러운 사람은 두 입에 하나의 혀라는 뜻인 이구동설(異口同舌), 혀와 혀가 포개진 의미인 설상가설(舌上加舌)이라고도 한다.

(2) 타액의 교환

키스는 침의 교환이다. 키스는 교감신경을 흥분시킨다. 침샘근육 자극으로 타액을 분비시킨다. 충만 된 사랑의 감정은 신경전달 물질 이동을 촉진시킨다. 그 결과 두 사람은 최대 9mg의 침을 비롯하여 지방질

0.711mg, 단백질 0.7mg, 염분 0.45mg을 나눈다. 연인은 침을 나누는 사이인 것이다.

(3) 세균의 교환

키스는 세균의 교환이다. 혀와 혀의 운동, 타액의 나눔 때 세균을 교환하며 씻어내는 효과가 있다. 하루 세 번 이를 닦아도 입 안에는 약 1300 종의 세균이 상존한다. 한 번 키스 때 약 8,000마리의 세균이 오간다. 항균성분이 함유된 침 덕분에 유해 박테리아 증식과 프라그 생성을 감소시킬 수 있다. 키스를 자주하면 면역력이 증가되는 이유다.

(4) 입 냄새의 교환

키스는 구취의 교환이다. 입 냄새의 주원인은 단백질 분해과정에서 생성되는 휘발성 황화합물이다. 음식을 섭취하는 한 입 냄새 가능성은 있다. 물론 구강이나 이비인후, 내과적 질환이 없으면 의식될 정도는 아니다. 결국 사랑의 키스는 상대의 입 냄새를 맡는 것과 같다. 자신의 입 냄새에는 엄격하고, 상대의 구취에는 너그러운 자세가 필요하다. 그것이 사랑의 향내를 진하게 하는 것이다.

(5) 사랑물질의 교환

키스는 사랑물질의 교환이다. 입맞춤을 하면 심리적, 생리적 변화가 나타난다. 심장과 맥박이 요동치면서 가슴에서는 사랑의 감정이 용솟음친다. 기분 좋은 뇌는 엔도르핀과 엔케팔렌을, 부신은 아드레날린을, 췌장은 인슐린을 분비한다. 진통효과와 백혈구 활동을 증가시키는 화학물질도 샘솟는다.

(6) 다이어트의 교환

　키스는 다이어트의 교환이다. 열렬하고 지속적인 키스는 체중을 감소시키는 효과가 있다. 가벼운 모닝 키스 보다는 진한 프렌치 키스가 살이 빠질 가능성이 높다. 그렇다고 키스를 통한 다이어트에 큰 의미를 두기는 무리다. 키스를 통한 구체적 다이어트 보다는 상대에게 잘 보이고 싶은 마음에 몸매를 관리하는 부가적 효과가 더 크다. 키스는 몸매 관리와 함께 피부탄력, 혈액 순환, 심폐기능도 모두 좋게 하기에 더욱 예뻐지게 된다.

(7) 사탕의 교환

　키스는 사탕의 교환이다. 키스의 에티켓은 사탕이기도 하다. 모든 남녀는 약간의 구취가 있다. 이를 의식한 연인은 양치를 하고 물을 마신다. 또는 입안에 사탕을 머금고 키스 한다. 입맞춤의 달콤함과 사탕의 달콤함은 앙상블을 이뤄 분위기를 더욱 고조시킨다. 구취로 인한 부담, 입 냄새 불안에서 벗어나 적극적으로 행동할 수 있는 장점이 있다.

5

한의학의
구취 치료법

한의학과 구취

 입 냄새는 옛사람도 크게 신경을 썼다. 이를 해소하는 방법을 연구했다. 이미 기원전 2세기인 한나라 시절에 구취 발생 원인을 인체의 장기와 연관해 풀이하고 있다. 옛 문헌은 입 냄새를 다양하게 표현됐다.

 동의보감을 비롯하여 황제내경소문, 상한론, 산림경제, 경악전서, 유증치재 등 한국과 중국의 의학 서적에서는 구취(口臭)에 관련된 이야기가 기록되어 있다. 또 구기취예(口氣臭穢), 성취(腥臭), 구중교취(口中膠臭), 구기예오(口氣穢惡), 구기열취(口氣熱臭), 구취예(口臭穢), 구중여교취(口中如膠臭), 구중기취(口中氣臭) 표현도 나온다.

 모두 입에서 나는 역한 냄새를 의미하는 데 단어마다 미세한 차이는 있다. 구취(口臭)는 감정을 넣지 않고, 객관적으로 바라본 입 냄새. 성취(腥臭)는 비릴 성(腥)을 써, 날고기나 생선의 비린내에 비유했다. 단순한 비린내를 넘어 역겹고 메스꺼운 의미가 내포돼 있다. 항암제인 어성초(魚腥草)의 이름도 잎과 줄기에서 나는 비린내로 인해 얻었다.

 구중교취(口中膠臭)와 구중여교취(口中如膠臭)는 아교가 엉긴 것과 같은 끈적끈적한 냄새를 뜻한다. 구기예오(口氣穢惡)는 입안에 있는 나쁜 기운이다. 예오(穢惡)는 오염물질이다. 입안에 냄새나는 물질이 있다는 의미다. 구취예(口臭穢)는 더러움을 연상시키는 예(穢)를 써 혐오감 의미를 더했다. 구기열취(口氣熱臭)는 지독한 입 냄새로 풀이할 수 있다.

비염과 연관해 비취(鼻臭), 비출취기(鼻出臭氣), 취비(臭鼻), 비고석(鼻槁腊) 표현도 있다. 코 안에서 나는 좋지 않은 냄새다. 한의학에서는 냄새가 여러 질병 진단의 중요한 잣대가 된다. 인체에서 나는 5가지 냄새를 주목한다. 오취(五臭)는 누린내인 조취(臊臭), 비린내인 성취(腥臭), 고소한내인 향취(香臭), 썩은내인 부취(腐臭), 단내인 초취(焦臭)다.

동의보감은 각 냄새의 원인을 설명하고 있다. '조취는 간에서 누린내가 되고, 초취는 심(心)에서 단 냄새가 되고, 향취는 비(脾)에서 향기로운 냄새가 되고, 성취는 폐에서 비린 냄새가 되고, 부취는 신(腎)에서 썩은 냄새가 된다.' 한의학에서 볼 때 비위열(脾胃熱)을 비롯하여 식체(食滯), 허화울열(虛火鬱熱), 치옹(齒齈), 폐옹(肺齈) 등이 구취를 일으킨다.

입 냄새의 상당수는 비위의 습담과 연결돼 있다. 불규칙한 식습관, 지나친 인스턴트 식품 섭취, 과식, 과음 등으로 위장 등에 열이 발생해 나타난다. 또 간열에 의한 경우도 많다. 과로, 스트레스 등으로 간에 열이 찬 게 원인이다. 간의 열이 위로 올라와 입안을 마르게 해 입 냄새를 일으킨다. 폐열과 폐옹은 일반 구취와는 달리 비린내가 난다. 폐결핵, 만성기관지염, 폐농양 등으로 인해 폐에 열이 발생한 케이스다.

입 냄새의 3가지 유형

구취는 입을 통해 나는 역겨운 냄새다. 타인에게 불쾌감을 주는 요인이다. 입 냄새가 심해도 본인은 모르는 경우가 많다. 오랜 기간 구취에 적응된 탓이다. 역으로 구취가 심하지 않지만 입 냄새가 심하다고 걱정하는 사례도 있다. 입 냄새는 크게 진성구취, 가성구취, 구취공포증 등 세 가지 유형으로 나눌 수 있다.

먼저, 진성구취다. 입에서 역겨운 냄새가 많이 풍기는 구취다. 관능검사와 객관적 검사로 확인이 가능하다. 관능검사(sensory test)는 인간의 오감(五感)을 활용한 평가다. 주류, 식품, 향수, 화장품 등은 특성상 감각에 의존율이 높다. 입 냄새도 주위 사람의 후각으로 쉽게 판명된다. 한의원 관능검사는 경험 많은 한의사가 피험자의 호기 시 공기의 냄새를 맡아 평가한다.

객관적 검사는 구취 측정기가 대표적이다. 성분별 농도를 측정할 수 있는 구취 측정기는 입 냄새의 심각성 여부와 함께 원인 분석도 일부 가능하다. 냄새의 특징에 따라 소화기질환, 구강질환, 호흡기질환 여부를 점칠 수도 있다. 또 치과, 내과, 이비인후과 검사를 통한 가능성 검사도 진성구취 여부를 알 수 있다.

다음, 가성 구취다. 실제로는 구취가 약하지만 본인은 입 냄새가 심하다고 믿는 가짜 구취다. 타인이 냄새를 의식하지 못하고, 객관적 테스트에서도 구취로 구분되지 않는다. 다만 본인만 불쾌한 냄새가 난다고 느낀다. 구취 주요원인은 단백질 분해 때 나타나는 황화합물이다. 이 물질의 수치는 구취 측정기로 알 수 있다. 또 자가진단법도 있다. 컵에 입김을 불어 냄새를 맡는 법, 팔뚝에 혀로 침을 묻힌 뒤 1~2초 후에 냄새를 알아보는 법이 있다.

사람에게는 특정 냄새가 있다. 절대다수는 미미해 사회생활에 지장이 없다. 그러나 주위 시선을 지나치게 의식하는 소극적인 사람, 심리적 육체적 변화가 많은 청소년, 구취와 관련한 불쾌한 경험을 가진 사람 중 일부는 필요이상으로 입 냄새를 의식하기도 한다.

마지막으로 구취 공포증이다. 입 냄새의 지속을 의심해 사회생활에 불안을 느끼는 사람이 있다. 실제로 입 냄새가 나는 진성구취, 실제로는 구취가 심하지 않은 가성구취를 모두 포함한다. 또 치료가 끝난 뒤에도 계속 구취가 있다고 믿는 경우다. 냄새에 대한 불안이 지속되면 공포증, 강박증으로 인해 대인관계에 극히 소극적이고 우울증 증세도 보일 수 있다.

이들은 자신의 입 냄새가 심하고, 주위에서 모두 안다고 믿고 있다.

일부는 망상 증세도 보인다. 현실과는 동떨어진 상상속의 구취로 괴로움을 겪는다. 대개 구강청결 용품을 상용하고, 사람 만나는 것을 두려워한다. 극단적인 경우 우울증에 시달린다. 이는 정신적인 문제로 심신의학적인 전문 치료가 필요하다.

입 냄새는 또 질환적 구취와 생리적 구취로도 나눌 수 있다. 질환적 구취는 충치, 음식물 찌꺼기, 치주염 등의 치과질환을 우선 들 수 있다. 또 당뇨, 간질환, 신장질환, 위장질환과 같은 소화, 혈액질환도 많다. 축농증, 비염과 같은 코 질환도 증가추세다.

생리적 구취는 기상 때 느끼는 입 냄새, 공복 때 오는 구취, 약물로 인한 냄새, 생리 때의 신체변화에 따른 체취 등이다.

구취는 사회생활에 치명타 요소다. 적극적이고 밝은 생활을 방해한다. 구취는 원인을 알면 대부분 치료가 가능하다. 심리적 문제인 가성 구취는 일반적인 처치가 아닌 상담 기법이 가미될 때 효과적이다. 때로는 심리검사, 인성검사 등 정신과적 진단이 필요하다. 그러나 심하지 않으면 구취에 대한 충분한 설명만으로도 좋아진다.

체취, 입 냄새, 구취의 차이

체취와 구취, 입 냄새의 차이는 무엇일까. 체취(體臭)는 몸에서 나는 냄새다. 체취는 서서히 변한다. 어릴 때, 젊을 때, 나이 들어서의 체취가 다르다. 체취는 특정인을 식별하는 고유의 냄새다.

사랑에 빠진 연인은 상대의 체취를 금세 안다. 감정의 교류가 집중력을 키워 미세한 차이를 식별하게 한다. 그래서 이별한 연인이 옛 사랑을 그리워 할 때 '그는 떠났어도 체취는 여전하다'는 표현을 한다.

구취(口臭)는 입에서 나는 구린 냄새다. 좋지 않은 냄새다. 구취는 한국과 중국에서 같은 의미의 단어를 쓴다. 우리나라의 '냄새가 난다, 구취가 있다'의 중국 표현은 '유구취(有口臭)다. 구취는 구과(口過)로 표현되기도 한다. 입구(口)에 지날 과(過)를 쓴다. 입에서 나오는 냄새가 역겹다는 뜻이다.

입 냄새는 구취를 의미한다. 입냄새를 한문으로 쓰면 구취이고, 구취를 우리말로 다듬으면 입 냄새다. 의미상 느낌은 구취가 센 말이다. 구취는 역겨운 냄새가 폴폴 나는 것을 상상하게 된다. 입 냄새는 심한 것과 약한 것을 모두 떠올린다. '입 냄새가 난다'고 하면 신경 쓸 정도로 받아들이지만 '구취가 있다'고 하면 치료의 필요성을 연상하는 경향이 있다.

구취와 입 냄새는 세 유형으로 구분할 수 있다. 구취의 영어 표현은 bad breth, Oral malodo, halitosis로 표현한다. 모두 입 냄새나 구취로 번역된다. 구분되지 않는 세 표현은 미세한 차이를 담고 있다.

Bad breth는 나쁜 호흡으로 직역할 수 있다. 숨을 내쉴 때 좋지 않은 냄새가 나는 것이다. 입에서 상쾌하지 않은 냄새가 남을 지적할 때 사용한다. 생리적 현상으로 받아들이고, 질환과는 연계하지 않기에 심각함은 덜하다.

Oral malodor는 입안의 고약한 냄새다. 구강질환이나 음식물 찌꺼기 부패 등 입안에서 비롯된 악취를 일컫는다. 주로 치과에서 다루는 구강질환적 의미다. Bad breth에서 특정 질환을 강조하는 의미로 분화됐다.

Halitosis는 마찬가지로 심한 입 냄새다. Oral malodor가 입 안에서 냄새가 유발되는 데 비해 halitosis의 발원지는 온몸을 포괄한다. 입, 목, 코, 위장 등 전신에서 발생할 수 있다. Halitosis도 처음에는 Bad breth로 이야기됐다.

그러나 구강 청결제 리스테린(Listerine) 제조사에서 공포 마케팅 차원에서 Halitosis를 사용했다. 제품이 출시된 1914년의 미국이나 유럽 사람은 약간의 입 냄새를 자연스럽게 받아들였다. 제조사는 마케팅 차원에서 나쁜 냄새(bad breath) 대신 구취(Halitosis) 용어를 사용하고, 스토리텔링을 실시했다.

이 영향으로 요즘에 구취는 Halitosis로 많이 표현된다. 하지만 bad breth, Oral malodo도 여전히 통용된다. 또 실제 의미로 구분하지도 않는다. 따라서 세 표현 모두 사용되고, 나눌 필요도 없다.

입 냄새 진단법과 전자코

혹시, 나에게도 입 냄새가? 사람에게는 궁금증과 불안증이 있다. 이 두 가지는 진취적 행동의 배경이고, 뒤를 돌아보게도 한다. 인간은 평가에 대해 민감하다. 좋지 않은 이야기가 나오면 조직생활이 버겁게 된다. 그렇기에 남에게 비친 나를 고민하고, 타인에게 해가 되지 않으려고 노력한다. 그 결과 사회는 안정을 유지하고, 인류의 문화는 발달했다.

이 같은 문화유산은 입 냄새 불안감을 남긴다. 구취가 있으면 좋은 인상을 심기 어렵다. 외출 전에 칫솔질을 하고, 향수를 뿌리는 이유다. 그럼에도 불구하고 일부 사람은 구취 불안증을 갖고 있다. 혹시, 말을 할 때 입에서 냄새가 나지 않을까를 걱정한다. 구강질환, 호흡기질환, 소화기질환이 있는 사람은 더욱 민감하다.

손쉬운 입 냄새 자가진단으로 아침 기상 직후 깨끗한 종이컵에 숨을 내 쉰 뒤 맡아보는 방법이 있다. 특이한 냄새를 스스로 알 수 있다. 인간의 사고는 시각, 청각, 후각, 촉각, 미각 등 다섯 가지 감각이 균형을 이룰 때 유리하다. 직립보행을 하는 사람은 시각과 청각 비중이 높아진 반면에 후각의 역할은 축소됐다.

그럼에도 불구하고 후각 수용체는 약 1000개로 2000~4000가지의 냄새를 구분할 수 있다. 종이컵에 담긴 입안 공기로도 구취 여부를 확인할 수 있는 것이다. 그러나 종이 속 냄새의 실체를 확인할 수는 없다. 흔히 접하는 냄새 종류는 수만 가지가 넘는다. 아침 점심 저녁 등 시간마다 변화도 크다. 또 냄새는 경험 학습이다. 사람이 숨을 쉬면 특정 대상에서 나오는 휘발성 물질도 흡입된다. 코 안 점막 후각상피세포의 수용체는 냄새 정보신호를 두뇌로 전달한다. 정보를 받은 두뇌는 예전의 비슷한 기억을 인지해 냄새 요인을 인식하게 된다.

인간은 자연의 수만 개 냄새에 대한 정보를 다 학습하지는 못한다. 또 특정 냄새에 익숙하면 다른 냄새를 맡기 어렵다. 후각 기능이 많이 약화된 인간은 입 안 냄새의 원인까지는 알기 쉽지 않은 것이다.

입 냄새가 의심되면 구취 측정기로 테스트한다. 구취 측정기가 완벽하지는 않지만 입 냄새의 원인이 소화기인지, 구강인지, 호흡기인지를 일부 알 수 있다.

그런데 멀지 않은 날에 가정에서도 입 냄새 원인 분석이 가능할 듯 싶다. 최근 급성장하는 전자코(ElectricNose) 덕분이다. 냄새의 화학 성분 분석 장치인 전자코는 극소량 냄새 물질도 세밀하게 탐지할 수 있다. 이를 기반으로 지뢰 탐지용, 우주선 유해물질 감지용, 유독가스 확인용 전자코가 이미 개발된 상태다.

또 냄새로 질병을 알아보는 연구 성과가 속속 발표되고 있다. 환자가 내쉰 숨에서 나오는 냄새를 전자코로 분석하면 간편하게 질병을 진단할 수 있다는 것이다. 실제로 후두암, 구강암 등의 진단 기술이 가능한 전자코는 실용화 직전에 와 있다.

이는 전자코로 구취의 원인 분석이 가능함을 말한다. 그러나 가정에서의 몇 년 내 실용화는 가능성이 떨어진다. 기술이 아닌 비용의 문제다. 따라서 당분간은 입 냄새 불편함이나 구취 스트레스가 있으면 구취 측정기로 원인을 분석하는 것이 경제적이다.

편도결석과 목이물감

편도결석(tonsillolith)은 쌀알 크기의 노란 알갱이다. 편도나 편도선의 작은 구멍에 음식물 찌꺼기와 세균이 뭉친 것으로 고약한 냄새가 난다. 재채기나 구역질을 할 때 튀어 나오기도 한다. 결석이라는 이름이 붙었지만 단단하지 않고 부드럽다. 구강이 청결함에도 입에서 심한 냄새가 나는 경우 편도결석인 경우가 종종 있다.

미국의 치과의사이자 구취 치료 전문가인 해롤드 카츠(Harold Katz)는 편도결석과 입 냄새 관계를 설명했다. 그는 입 냄새의 주요 원인을 구강의 박테리아와 치아 질환으로 보았다. 그러면서도 편도결석이 구취 해소의 변수임을 강조했다. "편도결석을 치료하면 입 냄새가 많이 준다. 그러나 치아를 뺀다고 구취가 줄지는 않는다. 또 치아를 다 없앨 수도 없다."

편도결석의 주원인은 편도염이다. 오랜 기간 편도염이 가시지 않으면 편도의 작은 구멍인 편도와가 커진다. 인두점막 속에 림프세포가 발달한 편도는 구개편도, 인두편도 설편도, 이관편도가 있다. 이중 목젖 양편에 있는 구개편도에서 여러 미생물에 의해 편도결석이 흔히 생긴다. 편도와에 음식찌꺼기가 잔류하면 세균이 증식한다. 세균작용으로 음식 잔해물이 부패한 알갱이는 비염이나 축농증으로 후비루증후군 증상이 있는 경우 곧잘 생긴다. 콧물이 목 뒤로 넘어가면서 세균의 먹이가 되는 까닭이다.

편도결석과 편도염의 차이는 전신 증상에 있다. 염증 반응의 편도염은 편도선이 붓고, 통증과 열이 발생한다. 그러나 편도염의 결과물인 편도결석은 전신증상이 없다.

편도결석이 생기면 침을 삼키거나 말을 할 때 목이 아프다. 또 목에 간질간질한 이물감이 있고, 귀에 가벼운 통증이 동반되기도 한다. 내시경 검사를 통해 편도에서 노란 알갱이인 결석을 확인할 수 있다. 편도결석은 저절로 해소 되기도 한다. 움푹 파인 곳에 붙은 편도결석이 저절로 떨어져 나가는 경우도 있기 때문이다. 하지만 편도와가 커진 상태라 재발이 잘 된다. 양의학에서는 전신 항생제 치료 등의 약물치료를 하고, 자주 재발하면 편도절제술을 많이 한다.

편도결석이 비염, 축농증, 편도선염 등일 때는 근본 원인을 제거해야 재발이 없다. 편도결석과 편도선염의 한의학 치료는 면역력을 높이고 근본체질을 개선하는 방향으로 접근한다. 편도결석은 폐기능 저하와 노폐물의 지속적인 축적과 연관 있다. 그렇기에 폐, 코, 신장 등의 장기를 강화해 편도결석 원인을 제거한다. 또 해당 장부의 기혈순환을 촉진해 몸의 균형을 되찾게 한다. 또 세균 억제와 편도, 입안의 염증을 가라앉히는 약재도 처방하면 치료효과가 극대화 된다.

자연스럽게 편도결석이 치유되면 구취도 사라진다. 악취는 입이나 코, 목이 아닌 편도결석 자체에서 난다. 따라서 편도결석이 재발되지 않으면 입 냄새도 다시 나지 않는다.

축농증 입 냄새, 부비동염 구취

축농증이 심하면 입과 코에서 젖은 발 냄새가 난다. 또 코가 막혔기에 냄새 맡는 기능이 떨어지고 두통도 생긴다. 두뇌에 산소 공급 능력도 떨어져 쉽게 피로하고 기억력도 감퇴한다. 축농증의 의학적 용어는 부비동염이다. 안면부에는 공기가 찬 공간이 여러 개 있다. 입구가 좁은 이 공간들은 코와 미세한 통로로 코와 연결된다. 이것이 부비동으로 코 주위에 4쌍이 있다. 상악동(maxillary sinus), 접형동(sphenoidal sinus), 사골공동(ethmoidal sinus), 전두동(frontal sinus)이다.

 염증으로 비점막이 부으면 공간인 공동의 입구가 막힌다. 각 공동의 점막 분비물이 배출되지 못해 세균에 쉽게 감염된다. 분비물은 고름이 된다. 고름이 어느 공동에 차느냐에 따라 증상이 차이가 난다. 전두동이 감염되면 두통이 잦고, 사골공동에 문제가 발생하면 후각 기능이 상대적으로 더 떨어진다. 부비동에 염증 양이 넘치면 비강으로 삐져나와 목 뒤로 넘어가는 후비루가 발생한다. 염증이 많으면 목 이물감으로 나타나기도 한다.

4쌍의 동공 중 양쪽 위턱에 있는 상악동이 가장 크며 부비동염에 잘 걸린다. 숨을 쉬는 상기도에 염증이 생기면 부비동으로 옮겨간다. 부비동에 염증이 생기면 점막이 부어 코와의 연결통로가 막힌다. 세균과 곰팡이는 폐쇄된 통로에서 쉽게 증식, 부비동염을 일으킨다. 특히 부비동이 작은 소아는 코 뒤의 아데노이드가 비대해지면 콧구멍을 막아 금세 축농증으로 진행한다.

얼굴을 이루는 코, 눈, 귀, 부비동은 연결되어 있다. 한 곳에 염증이 생기면 금세 퍼질 수 있다. 축농증이 생기면 중이염, 결막염 발생도 조심해야 하는 이유다. 부비동에 고름이 차면 연결통로를 통해 코로 흐른다. 끈적거리는 노란 콧물이 목 뒤로 넘어가거나 계속 삼키면 혀 뒷부분에서 혐기성 박테리아의 먹이가 된다.

코막힘으로 인해 구강 호흡을 하게 돼 입속의 침은 계속 마른다. 박테리아의 서식환경에 더 유리해진다. 이로 인해 축농증이 있으면 입 냄새가 나게 된다. 부비동 고름은 오랜 기간 고여 있는 탓에 악취가 심한 편이다. 치료는 부비동의 염증을 제거하는 것이다. 또 염증이 더 이상 고이지 않게 해야 한다. 서양의학에서는 수술로 동공 입구를 넓히는 방법도 선택한다. 한의학에서는 근본치료를 시도한다. 동공의 입구를 넓혀도 질환으로 코의 점막이 부으면 다시 막히는 문제가 발생하기 때문이다.

동의보감에서는 부비동염을 비연증(鼻淵症)에 속하는 것으로 보았다. 폐에 습한 기운이 들어 열이 발생해 생기는 병이다. 비연은 콧물이 물

흐르듯 계속 흘러내리는 것을 의미한다. 원인은 찬바람(風寒), 폐의 찬 기운(肺寒)과 폐의 열감(肺火), 코의 열(鼻熱), 후덥지근하고 찌뿌둥한 습열(濕熱), 급성비염, 이물자극 등이다. 찬 기운이 강한 겨울에 많이 생긴다.

치료는 몸의 일부분, 단순한 코 질환이 아닌 인체 종합적으로 접근한다. 인체의 오장육부와 밀접한 폐를 우선 다스리는데 중점을 둔다. 한의학에서 '코와 폐는 서로 연결 된 것'으로 본다. 주로 코 질환은 폐에 열이 많거나 너무 차가워 발생하는 것으로 파악한다. 이와 함께 저하된 자율신경 회복도 꾀해야 한다. 인체의 자연치유력을 극대화시켜 근본적 치료를 하는 방법이다.

또한 부비동의 염증을 내리고, 점막 재생 촉진 처방을 한다. 열이 많은 급성축농증은 소염진통과 해열 작용을 하는 방풍통성산(防風通聖散), 청폐음(淸肺飮) 등을 처방한다. 염증이 만성이 된 경우는 보중익기탕(補中益氣湯), 창이자산(蒼耳子散) 등이 효과적이다. 약물은 증세에 따라 다르지만 1~3개월 복용이 일반적이다. 약물치료와 함께 침 치료를 하면 더욱 빠르게 증세가 호전된다. 코의 면역력을 높여주고 점막을 건강하게 하는 침 치료는 일주일에 1~2회가 바람직하다.

구취와 당뇨,
입 냄새와 폐

여름휴가 때는 짬을 내 가족과 함께 할 수 있다. 모처럼 시골의 부모님과도 꿀맛 휴식을 즐길 수도 있다. 고령 부모님의 건강은 세심하게 챙겨야 한다.

노인은 면역력이 약해 질병에 취약하다. 몇 달 전에 건강 했어도 이상 증세가 발견 되면 질병이 상당히 진행된 상태일 수 있다. 질환은 일정한 신호를 보낸다. 대표적인 게 입 냄새다. 몇 달 만에 뵌 부모님의 구취가 심하다면 질병의 신호로 의심하는 게 좋다.

입 냄새의 원인은 다양하다. 구강 질환, 위장이나 폐의 기능 약화, 성대 결절, 코의 이상, 스트레스 등을 생각할 수 있다. 또 연령과 계절, 영양 섭취도 변수다. 나이가 들면 신체기능이 떨어져 노인성 냄새가 난다. 또 무더운 여름에는 탈수, 고열 등으로 인해 침의 분비가 적다. 여느 계절보다 입 냄새가 많다. 식욕이 떨어지는 여름에는 철분, 아연, 비타민 등의 부족으로 입이 마를 가능성도 높다.

그러나 일상적인 구취는 크게 걱정할 필요가 없다. 양치를 자주 하고,

체력 관리, 냄새 요인의 자극성 음식 섭취를 줄이면 된다. 그러나 양치를 하고 물을 수시로 마시는 데도 입에서 고약한 냄새가 계속 되면 질환을 의심해야 한다.

중노년에게 많은 게 당뇨다. 그들 중 상당수는 병원 치료를 받기 전에 이미 구취가 있었다. 질병의 신호임을 알아채지 못했을 뿐이다. 중증 당뇨는 과일향과 같은 아세톤 냄새가 난다. 신장 관련된 질환에서는 소변 냄새나 생선 비린내가 난다. 간 질환도 달콤한 아민향이 풍긴다. 간경화증이나 백혈병은 계란이 썩는 악취, 피 냄새의 역겨움이 느껴진다.

비염이나 축농증도 세균증식 요건을 좋게 해 악취 유발 요인이 된다. 호흡을 담당하는 폐의 질환에서도 좋지 않은 냄새 가능성이 있다. 기관지염, 폐렴, 결핵 등이 있으면 호흡 때 입으로 역겨운 냄새가 배출될 수 있다. 위와 담의 열로 인한 소화불량, 역류성 식도염이 진행되면 고약한 악취가 난다.

위암이나 당뇨, 결핵으로 인한 고약한 냄새는 긴급한 구조 신호다. 그러나 많은 사람은 입 냄새를 구강 위생 문제로 가볍게 생각한다. 당사자 상당수는 냄새가 나는 것을 모른다. 주위의 가족은 구취가 나는 사람에게 얼굴을 찌푸리면서 "식사 후 양치를 꼭 해", "다른 사람과는 조금 떨어져서 대화 해", "말하기 전에 껌을 씹어"라는 정도로 끝낸다.

또 대화를 하다 보면 냄새에 취해 크게 의식하지 못할 수도 있다. 위와 장에서 부패한 냄새는 말하지 않을 때는 많이 배출 되지 않는다. 안 좋은 냄새는 처음 말을 할 때 입을 통해 많이 쏟아진다. 그래서 처음 말할 때 더 역겨움이 느껴질 수 있다.

구취는 건강의 적신호다. 갑자기 입 냄새가 지속되면 꼭 원인을 확인해야 한다. 의외로 큰 병을 쉽게 발견할 수도 있다. 이런 점에서 구취는 꼭 나쁜 것만은 아니다. 여름이 지나면 입냄새 나는 사람의 건강진단이 많아진다. 가족과 가까운 거리에서 오래 말하는 시간을 갖게 되는 덕분이다. 입냄새가 나는 사람에게는 가족이 사실을 알리고, 적극적으로 건강 검진을 권유하는 게 좋다.

비염 구취와 콧물 입 냄새

비염은 콧물, 재채기, 가려움, 코막힘 등이 나타나는 코의 염증 질환이다. 양상에 따라 크게 급성과 만성으로 나눌 수 있다. 급성비염은 감염성으로 흔히 감기로 통칭된다. 만성 비염은 비감염성으로 알레르기 비염, 코 구조 이상, 자율신경계와 호르몬 불균형, 약물, 스트레스 등의 원인을 들 수 있다.

또 감염성으로 부비동염이나 편도 조직 염증, 면역력 약화에 따른 염증 등이 있다. 만성비염의 주 증상은 코막힘과 맑은 콧물이고, 감염된 경우에는 황록색 비루(콧물)도 있다. 심하고 만성이 되면 후각 기능이 떨어지게 된다.

구취는 호흡이나 대화를 할 때 입에서 나는 냄새다. 역겨운 냄새는 타인에게 불쾌감을 준다. 의학적으로는 입안의 박테리아가 단백질을 분해하면서 생기는 휘발성황화합물로 인해 쾌쾌한 냄새가 나는 것을 의미한다. 유형에 따라 생리적, 병리적, 자가 구취로 나눌 수 있다.

한의학에서는 구취의 원인의 큰 흐름을 비위(脾胃)의 습(濕)열, 식체

(食滯), 허화(虛火)로 본다. 알레르기성 비염이나 염증에 의한 비염 모두 이 범주에 속한다.

구취의 다양한 원인 중 하나가 비염이다. 코막힘이 지속되면 입으로 숨을 쉬게 된다. 입이 건조해지고 침 분비가 떨어진다. 세균 증식 여건이 좋아져 입 냄새 가능성이 높아지는 관계다. 또 염증성 비염은 자체에 냄새가 날 수 있다. 또 만성 비염은 편도결석, 후비루증후군, 축농증을 유발해 구취를 일으킨다. 한의학에서는 비염에 의한 구취를 비취(鼻臭)로 표현한다. 풀이하면 코 안에서 나는 악취다. 콧물이 흐르면서 악취나 비린내가 나는 게 많다.

이 같은 구취는 먼저 비염을 치료해야 한다. 치료의 근본 원리는 몸의 면역력 강화다. 만성 비염에 시달리면 폐와 신장의 기능이 떨어진 것이다. 코는 폐의 관문이다. 폐의 기운을 우선적으로 회복시켜 면역력을 키우는 게 좋다. 육미지황환이나 보중익기탕 등을 처방하면 비염이 개선돼 구취도 사라지게 된다.

알레르기 비염 수술을 받을 정도로 코가 심하게 막히는 비염은 후비루나 축농증이 겹치는 경우가 많다. 이처럼 중복 원인에 의한 구취는 하나씩 풀어주는 처방이 필요하다. 후비루증후군과 코막힘을 해소하는 형개연교탕, 통규탕을 같이 쓰고, 침으로 보조 치료를 하면 효과적이다.

매핵기와
후비루증후군

입 냄새 원인 중에 후비루증후군과 매핵기가 있다. 후비루증후군은 콧물이 목 뒤로 넘어가는 증세다. 이로 인해 목이 자극되면서 불쾌감이 든다. 콧물은 코와 부비동에서 생산된 점액이다. 콧물이 비염 등으로 인해 지속적으로 목 뒤로 넘어가는 게 후비루증후군이다. 대개가 만성으로 목이물감, 기침, 가래 등의 증상이 나타난다. 고단백질인 콧물과 노폐물이 목으로 넘어가면서 세균에 의해 분해된다. 이 경우 심한 입 냄새가 날 수 있다.

매핵기는 목에 매실 같은 물질이 맺혀 있는 느낌의 증세다. 뱉어도 나오지 않고, 삼켜도 넘어가지 않는다. 습관적으로 헛기침을 하는 이유다. 목에 이물질이 걸려 있는 느낌 탓에 가슴도 답답하고 메스껍다. 이는 (喜)·노(怒)·애(哀)·낙(樂)·애(愛)·오(惡)·욕(欲)의 칠정(七情)이 변화되며 기가 목에 몰리고 맺혀서 생긴다. 신경쇠약증과 만성 인후염이 동반되기도 한다. 가슴과 얼굴에 열감이 올라오고, 목마름, 호흡불편, 불안, 초조, 불면 등이 온다.

조선전기의 의학서적인 의방유취에서는 후비루증후군과 매핵기, 목구멍에 부스럼이 생기는 급후비를 모두 열(火)로 인해 경락이 맺힌 인후질병으로 판단했다. 매핵기 치료법으로는 가미사칠탕, 가미이진탕 등을 제시했다. 신경성 질환인 매핵기는 기울성(氣鬱性) 병증이다. 스트레스, 고민 등으로 인해 기의 흐름이 울체돼 나타나는 불편함이다. 입마름, 긴장 속에 입 냄새가 날 수 있다.

매핵기와 비슷한 질환은 후비루증후군과 함께 인후두염, 역류성식도염, 조담, 흉격열증, 분돈증 등이 있다. 인후두염은 인후두의 염증, 역류성식도염은 위액 역류로 인한 목 이물감, 조담은 기관지에 붙은 끈끈한 가래 증상를 보인다. 흉격열증은 가슴부위의 울화로 인하여 목에 진한 가래가 달라붙어 있는 증상으로 가슴이 터질 듯 답답하다. 숨이 차고, 변비도 있다. 분돈증은 강한 스트레스 후에 생기는 병이다. 목과 가슴이 답답하다. 처음에 배꼽 밑에서부터 덩어리가 뛰기 시작하여 가슴과 목까지 치밀어 오르게 된다.

매핵기는 자기공명촬영 등에서는 별 다른 이상이 나타나지 않는다. 일부에서는 역류성식도염으로 진단하는 경향이 있다. 치료는 위산 억제요법을 많이 사용한다. 목 이물감 원인이 역류성 식도염이면 위산 억제제는 잘 듣는다. 그러나 역류성식도염이 아닌 경우에는 위산 억제요법이 자칫 증상을 악화시킬 수 있다.

음식 소화는 위산 분비 덕분에 진행된다. 적정한 위산 분비는 소화에 도움이 된다. 만약 위산을 억제하면 소화 장애를 일으키고, 매핵기 증상은 더욱 심해지게 된다. 빠른 치료를 위해서는 먼저, 정확한 진단으로 매핵기와 매핵기 유사증을 구분해야 한다. 매핵기는 신경성으로 발병하지만 심리요법만으로는 증상이 개선되지는 않는다.

울체된 기를 소통시켜줘야 한다. 이기(理氣)제로 기의 흐름을 원활하게 하고, 거담(祛痰)제로 울체된 담을 풀어주어야 한다. 대표적 처방이 해울통기탕(解鬱通氣湯)이다. 소요산이라는 기본처방에 해울 효능 약재, 통기작용 약재 등 20여 가지의 약재로 구성된 처방이다. 약재 중에 모려는 굴조개로 교감신경의 완화, 골격근 마비 개선, 중추신경 활성화를 기대할 수 있다. 산조인은 멧대추의 씨 알맹이다. 심장과 소화기를 돕고 정신을 맑고 편안하게 한다. 가슴 답답함, 불면증 해소에 효과가 있다.

현대인에게는 매핵기가 늘고 있다. 입시에 찌든 어린이와 청소년, 바늘 취업문에 불안한 청년, 평생직장이 사라진 중년의 우울감 등 스트레스 사회 탓으로 풀이할 수 있다. 매핵기도 여느 질병과 마찬가지로 조기에는 치료가 잘 된다. 오래된 만성일수록 치료기간도 오래 걸린다.

입 냄새 제거 침,
구취 유발 타액

침을 뱉고 싶다! 마음에 들지 않는 상대에게 하는 말이다. 여기에는 침이 더럽다는 의미가 내포돼 있다. 침에는 입안 세포의 각질, 음식 잔해물, 콧물 등이 섞여있다.

입 밖으로 뱉어내는 침은 여러 가지 혼합물이다. 표피세포나 타액소체 등 다양한 게 녹아있어 혼탁하다고 여길 수 있다. 그러나 신선하고 불순물 없는 침은 깨끗하다. 또 건강유지에 절대적인 존재다.

타액으로 불리는 침의 기능은 다양하다. 먼저, 맛을 느끼게 하고, 음식물을 부드럽게 한다. 또 효소분비로 소화 작용을 한다. 내분비 기능을 좋게 하고, 호르몬과 호르몬 유사물질을 생산한다. 항상성을 유지하게 하고, 혈액응고와 상처치유에도 관여한다. 면역력을 좋게 하는 윤활유 역할도 한다. 이와 같은 여러 기능은 타액 속에 포함된 성분들 덕분이다.

전분을 분해하는 알파아밀라아제(amylase), 지방을 분해하는 리파아제(lipase), 당을 분해하는 프티알린(ptyalin) 등의 소화 효소가 있다. 항산화제인 페록시다아제(peroxidase), 항균력의 면역글로블린 A(IgA), 항생작용의 락토페린(lactoferrin), 살균 단백질인 리소자임(lysozyme) 같은 항균물질도 포함돼 있다. 음식물 섭취를 좋게 하는 당단백질인 뮤신(mucin), 입안 건조를 막는 혈장단백질인 알부민(allbumins)도 주요 성분이다.

  각 성분은 유기적인 관계를 맺으며 입 안의 점막 보호, 청결 유지, 항균, 정화작용을 한다. 기능이 원활할수록 입냄새 요인이 준다. 타액은 구취를 억제하는 주요한 기능을 하는 것이다.

  그런데 침은 냄새 생성과 제거를 함께 한다. 맑은 침은 냄새를 없애는 데 효과적인데 비해 끈적끈적한 타액은 구취의 유발 요인이다. 타액은 구취를 일으키는 아미노산과 황의 주요한 공급원이다. 무색, 무미, 무취인 침에는 끈적한 당단백질인 뮤신(mucin) 성분이 있다.

  침의 끈적함이 강할수록 입 냄새 개연성이 높아진다. 타액의 끈적거림은 이하선 기능 저하와 관련이 깊다. 침샘선에는 점액세포(mucous cell)와 장액세포(serous cell)가 있다. 점액세포는 설하선과 악하선을 구성한다. 점액세포는 이하선에는 거의 없는 데 반해 장액세포는 대부분 이하선에 분포한다. 점액세포가 있는 악하선과 설하선의 침은 다당류가 많고 끈적거림이 있다. 이하선의 기능이 떨어지면 타액이 더욱 끈적거리게 된다.

  끈적거리는 침이 입 안에 있으면 입 냄새를 키울 수 있다. 삼킨 후 입

안에 남은 침은 대개 뮤신 성분이 진한 것이다. 이 침을 오래 머금으면 구취 가능성이 높다. 침이 있으면 입을 꼭 다물게 돼 구취 유발 요인이 된다. 또 맑은 침은 잘 삼켜지는 데 비해 끈적한 침은 입안에 남게 되는 악순환도 있다. 말을 하면 끈적한 타액이 거품으로 발생할 수도 있다. 구취해소 여건은 침이 잘 순환될 때 좋아진다. 입 안의 침이 잘 돌면 구취가 제거되고, 진한 타액이 정체해 있으면 입 냄새를 유발한다.

맑은 침이 자연스럽게 샘솟게 하는 방법은 마음 안정이 최고다. 심신이 포근하면 부교감 신경이 자극된다. 반면 긴장하고 불안하면 교감신경이 작동한다. 스트레스를 받으면 입안의 맑은 침이 잘 흐르지 않는다. 따라서 마음을 여유 있게 하고, 입안의 침샘을 자극하는 혀와 볼 운동도 생활화하면 좋다. 다음, 코로 숨을 쉰다. 입으로 숨을 쉬면 타액이 쉽게 마른다.

입안의 사막화는 맑은 침을 흐르지 않게 한다. 또한 입에 충분한 수분을 공급한다. 물을 적게 마시면 입이 마를 가능성이 높아진다. 수시로 구강에 수분을 공급하면 맑은 침이 계속 흐를 여건이 된다. 이 같은 세 가지를 생활속에서 실천하면 입 냄새가 상당부분 사라지게 된다.

후비루증후군 치료법

후비루는 코나 부비동에서 생산된 점액이 지속적으로 목 뒤로 넘어가 고이는 만성질환이다. 목이물감, 만성적인 기침과 헛기침, 가래 등의 증상 속에 구취의 주요 원인이 되기도 한다.

후비루증후군은 환자가 느끼는 증상은 후비루와 비슷하다. 다만 검사상 점액이 목 뒤로 넘어가는 현상이 관찰되지 않아 그 원인을 알지 못할 때 붙이는 질환명이다. 후비루와 마찬가지로 치료가 어려운 것이 특징이다. 후비루 증상이 심해지면 침을 계속 삼키거나 헛기침을 하게 된다. 그러나 불편함을 해소되지 않는다. 목이 붓거나 답답한 느낌이 드는 목의 이물감은 물론이고, 호흡 시에 자극되는 어려움도 있다. 목 뒤로 넘어가 고이는 점액의 주성분이 단백질이다. 따라서 세균에 의해 분해되는 과정에서 질소화합물을 분비, 심한 입 냄새를 유발하기도 한다.

후비루 발생 원인은 코 점막의 손상이나 건조, 만성비염, 축농증, 알레르기, 삼키는 것에 문제가 생기는 연하장애, 호르몬 영향, 코를 마시는 습관 등이다. 또 여러 가지가 복합적으로 작용해 발생하기도 한다.

병원에서 사용하는 치료제는 항히스타민제, 국소 스테로이드제, 항생제 등이 있다. 하지만 장기간 사용 시에 부작용 우려와 내성을 키워 면역체계를 약화시킬 가능성이 있다.

한방에서는 후비루(후비루증후군)의 원인을 호흡계인 폐, 소화계인 비, 내분비계인 신의 약화로 인해 면역기능이 저하되어 발생하는 것으로 본다. 몸의 기관들이 정상화될 수 있도록 개선함으로써 후비루의 원인을 제거할 수 있다. 후비루와 이로 인한 목이물감, 가래, 기침, 구취 등을 근본적으로 치료하기 위해 코는 물론이고 폐, 비, 신 등 주변장기의 약화된 면역기능을 길러주는 게 바람직하다. 개인별로 원인과 증상에 맞게 저하된 기능을 정상화시켜 주는 게 치료율을 높이는 지름길이다.

후비루 예방은 무엇보다 호흡기 오염 방지다. 또 충분한 수면, 피로해소, 운동 등으로 면역기능을 높여야 한다. 식습관으로는 신선한 섬유질이 풍부한 야채나 과일 등 천연식품 위주로 섭취한다. 인스턴트 음식과 아이스크림, 탄산 음료는 가급적 피한다. 레몬차와 매실차는 입 냄새를 완화시키는데 도움이 된다.

6

동의보감에서 말하는 구취의 모든 것

구취 제거
천연식물 10가지

사람은 자연과 함께 하는 존재다. 자연에서 나고, 자연에서 자라고, 자연으로 돌아간다. 삶에서 필요한 것은 자연에서 얻을 수 있다. 사회생활의 고통인 입 냄새 제거도 자연의 도움을 받을 수 있다. 입 냄새를 없애는 데 효과적인 식물 10가지를 알아본다. 옛사람이 구취를 해소하는 데 이용한 식물들이다. 자연 상태로 섭취하기도 했고, 한약재로 활용하기도 했다.

(1) 쑥

단군신화에도 나오는 쑥은 약성이 뛰어나 의초로 불린다. 중국 의서인 명의별록에서는 100가지 병을 구하는 의초로 소개됐다. 쑥에는 치네올 성분이 있다. 유해한 대장균, 디프테리아균 등을 제거하고 소화액 분비를 촉진하는 치네올 덕분에 쑥은 입 냄새 제거제로 활용된다.

비타민A와 탄닌이 풍부한 쑥은 면역력을 높이고, 노화 방지에도 효과적이다. 봄에 연한 잎으로 담근 술은 구취 해소에 도움이 된다.

(2) 유자

유자에 함유된 구연산과 비타민C는 피로회복과 스트레스 해소에 좋다. 또 술독을 푸는 데도 유용하다. 음주 후에는 입냄새가 날 가능성이 높아진다. 동의보감에서는 위(胃)의 나쁜 기운을 다스리는 유자의 효능을 '술독을 풀어주고, 음주 후 입 냄새를 없애준다'고 설명했다. 소화불량, 감기, 기침, 구역질에 효과적인 유자는 본초강목에서는 '정신이 맑고, 몸이 가벼워져 답답함이 사라지고, 장수하게 된다'고 기술했다.

(3) 배초향

여러해살이 풀인 배초향은 향기가 좋다. 어린 순을 나물로 식용했고, 잎을 말려서 차로도 이용했다. 물고기의 비릿내를 없애기 위해 추어탕이나 생선회에도 사용한다. 성질이 따뜻하고 기를 잘 통하게 한다. 비위 기능을 강화, 위액분비 촉진으로 구토를 멈추게 하고, 식욕부진, 소화장애에 좋다. 배초향을 깨끗하게 씻은 뒤 달인 물로 양치하면 입 냄새 제거에 도움이 된다.

(4) 향유

산과 들에서 흔히 볼 수 있는 키 작은 식물이다. 연한 자주빛 꽃은 8~9월에 핀다. 한의학에서는 꽃이 필 때 말린 전초인 향유의 약효에 주목한다. 입냄새 치료를 비롯하여 발한, 해열, 이뇨, 지혈제로 활용한다.

전통시대에는 쓰이는 범위가 넓어 가정 상비약으로 준비했다. 향유로 입가심 하면 개운하고 상쾌한 기분이 든다. 구강 건강에 좋은 식물이다.

(5) 박하

속이 시원한 향이 난 박하는 습지가 있는 낮은 지대에서 자란다. 성질이 차가워 위의 열을 내리는 효과가 있다. 해열, 소염, 부스럼, 소화불량, 복통, 설사, 치통에 효험이 있다. 잎과 줄기가 한약재 재료로 박하 외에 영생, 번하채로도 불린다. 소화를 돕는 특성상 식체로 인한 입 냄새를 줄이는 효과가 있다. 음식 냄새 휘발 작용도 강하다.

(6) 회향

식품과 약의 냄새를 없애기 위해 첨가하는 향신료로 쓰인다. 빵을 만들 때 넣으면 더욱 독특한 향이 난다. 유럽에서 중국을 거쳐 들어온 회향은 두해살이풀이다. 열매는 달고 향기롭다. 고대 이집트와 고대 이스라엘에서도 위를 튼튼하게 하고 소화 촉진으로 인기가 있었다. 회향은 입 냄새를 없애고 숙면을 취하게 하는 효과도 있다.

(7) 레몬

레몬은 차를 만들어 마시면 좋다. 살균력이 있는 레몬차를 마시면 입 안 질환을 예방하는 가글 효과를 기대할 수 있다. 유기산 등의 산성은 지독한 냄새를 분해하고, 구연산은 음식 부패를 막는다. 레몬에 많이 함유된 비타민C는 피부노화방지, 항균성 물질은 잇몸질환과 입 냄새 제거에 좋다. 플라보노이드 등의 풍부한 항산화제는 몸의 면역력을 높여준다.

(8) 매실

알칼리 식품인 매실은 갈증을 물리치고, 살균과 항균 작용도 한다. 동의보감에서는 기를 내리고 마음을 정화시켜 가슴앓이를 없애고, 몸의 활력을 찾게 하는 쓰임새로 설명하고 있다. 매실의 신맛은 식욕을 북돋운다. 입 냄새는 음식 맛이 적을 때 침 분비 감소로도 나타난다. 매실을 약재용으로 찐 오매는 구취를 잡는 데 더 효과적이다.

(9) 녹차

녹차의 아스파라긴산과 카페인은 숙취 해소를 돕는다. 음주 후에 알코올이 분해되어 나는 입냄새를 해소해준다. 또 살균력이 있는 항산화물질인 폴리페놀도 구취를 제거하는 효과가 있다. 카테킨은 세균 번식 억제, 잇몸질환 예방을 기대할 수 있다. 후라보노이드는 탈취력으로 휘발성 물질에 의한 입 냄새를 없앤다.

(10) 생강

공자가 입 냄새 제거제로 활용한 생강에는 항균, 향취력의 진저베린 성분이 있다. 박테리아 서식을 막고, 냄새를 없애주기에 입냄새 제거에 좋다. 동의보감에 기록된 생강의 효능인 구토, 멀미, 딸꾹질, 가쁜 숨, 기침, 가래, 위암 등의 질병은 구취와 밀접한 관련이 있다. 생강은 소화액 분비를 촉진하고, 위장운동을 활발하게 한다. 장내 이상발효도 억제시킨다.

목이물감과 쉰 목소리

쉰 목소리, 목이물감, 헛기침……. 귀를 막은 시대, 노래방 시대, 강의의 시대에 많아지는 유산이다. 길거리를 걷는 젊은 세대를 보라. 지하철이나 버스를 탄 학생을 보라. 인생2막을 준비중인 중년을 보라. 공통적으로 이어폰을 끼고 있다. 아침에 눈 뜨고, 밤에 잠 들 때까지 이어폰은 동반자가 된다.

오랜 시간 이어폰 사용은 청력에 영향을 줄 수 있다. 음성에 무리를 줄 수 있다. 이어폰을 끼고 있는 이에게 말하기 위해서는 평소보다 데시빌을 높여야 한다. 또 노래방의 생활화는 목청을 자극한다. 가수나 강사, 교사는 지속적으로 말을 한다. 목에 무리가 가는 삶이다. 무리한 발성과 음성의 지나친 사용은 쉰 목소리를 유발한다.

특히 고음 활용의 노래에서는 목이 더 긴장한다. 반복되는 진동으로 성대점막이 자극받는다. 심하면 결절, 성대의 진동이 방해되고, 미세혈관이 확장된다. 목소리가 갈라지고, 혼탁해진다. 병적인 상태가 되면 결절에 울혈, 출혈, 섬유소 침착이 된다. 참을 수 없는 상태가 되면 외과적 수술을 고려해야 한다.

그러나 수술 후 상흔은 또 다른 증상 악화를 부르는 경향이 높다. 수술 보다는 수분 보충, 목의 휴식, 음성치료 등이 권장된다. 무엇보다 물의 보충이 필요하다. 목에 이물감이 있으면 마른 헛기침을 하게 된다. 이는 성대 점막을 지속적으로 손상시킨다. 물을 수시로 마시면 목의 자극을 많이 완화시킬 수 있다.

한의학에서는 목소리 이상을 크게 폐(肺)경락(經絡) 문제로 본다. 목소리가 비정상인 실음(失音)의 원인을 실증(實證), 허증(虛證), 담습(痰濕) 등으로 접근한다. 실증은 사기(邪氣)가 막혀 기 흐름이 제대로 되지 않는 기역(氣逆)으로 갑자기 목에 무리가 간 경우다. 허증(虛證)은 지속적으로 진액과 혈이 말라서 인두가 손상되거나 혀에 이상이 생겨 발생한다. 담습(痰濕)은 기도(氣道)가 통하지 않는 것인데 비만인 사람에게서 빈도가 높다.

단순화하면 목이물감, 헛기침, 쉰 목소리 원인을 인체 전체 맥락에서 파악 한다. 크고 많은 목소리와 함께 위와 장의 열, 소화액 분비, 침의 감소, 코의 질환 등 다양한 관점에서 찾는다. 목에 이상이 있는 일부에서는 입 냄새가 동반된다. 구취는 구강의 문제일 수도 있지만 위장질환, 이비인후과적 이상에서 오는 게 많다. 처방은 질환의 양태와 발병, 진행과정에 따라 달라진다.

대중적 처방 중 하나는 동의보감에 나오는 향성파적환이다. 원전은 명나라 공정현의 만병회춘(萬病回春)의 내경편(內景篇) 권이(卷二) 성음(聲音)이다. 예로부터 인후질환, 특히 성대 이상을 잘 다스리는 명약으로 사랑받아왔다. 목을 부드럽게 하고, 기관지를 편안하게 하는 특징 덕분이다. 목의 무리에 의한 쉰 목소리, 목이물감, 헛기침, 인후통, 인후염을 잡는 데 좋다. 미세먼지, 흡연, 황사, 대기오염으로 인해 목의 불쾌감이 더해지는 요즘에는 이비인후의 피로도를 낮추는데도 유용하다.

향성파적환은 잦은 강의나 세일즈 스피치로 목이 항상 긴장된 강사나 세일즈맨, 노래를 자주 부르는 가수나 노래방 애용자, 반복적인 말을 많이 하는 상담원, 감기 등으로 목소리가 쉰 경우, 무리한 목청 사용으로 말을 하기 힘든 경우, 말을 할 때마다 목의 이물감을 느끼는 사람의 치료용도로 적합하다.

향성파적환는 박하, 연교, 도라지, 감초, 백약전, 궁궁이, 사인, 가자, 대황의 9가지 한약재를 가루 내 달걀 흰자위와 반죽해 환으로 만든다. 메추리알 보다 조금 작은 환을 매일 수면 전에 복용한다. 향성파적환과 비슷한 처방으로는 가미고본환, 가미상청환, 가자산, 가자청음탕, 통애산, 행인전, 옥분환 등도 있다. 모두 목을 편안하게 하는 공통점이 있다.

구강건조증과 입 마름

영액(靈液), 옥액(玉液), 신수(神水). 동양의학에서 침을 표현한 용어들이다. 영액(靈液)은 정신을 맑게 하는 영묘(靈妙)한 물이다. 옥액(玉液)은 옥처럼 진귀한 진액이다. 신수(神水)는 신비로운 물이다. 선인들은 침을 아예 신격화하다 시피 했다. 이는 침의 효능에 주목한 결과다. 침은 인간관계의 첫 단계를 열어준다. 말을 할 때 침이 구강을 촉촉이 적시어 윤활유 역할을 한다.

동의보감에서는 입을 아름다운 연못인 옥지(玉池), 침을 맑은 물인 청수(淸水)로 적었다. 사람과 사람이 말하는 것은 본래 순수의 연못에 새벽 이슬이 떨어지는 아름다움을 의미한다. 침은 자연스런 대화를 가능하게 하는 이슬 같은 물질이다. 침은 또 음식을 섭취할 때 소화의 첫 장을 연다. 이밖에도 항균작용, 자정작용, 용해작용, 완충작용, 치아보호작용, 체액조절 작용 등 다양한 기능을 한다.

소중한 침은 귀밑샘, 턱밑샘, 혀밑샘을 비롯하여 구강 안의 많은 작은 침샘에서 하루 1~1.5ℓ 정도 분비된다. 인체의 항상성이 유지되게 하는 신의 섭리다. 동의보감은 침의 소중함을 강조한다. 인삼이나 녹용 못지않게 소중한 침을 뱉는 습관을 버리라고 한다. 종일 침을 입에 머금은 뒤 삼키면 정기(精氣)가 보존돼 얼굴과 눈에 광채가 돈다고 설명한다.

이처럼 귀한 침이 스트레스, 긴장, 내과 질환, 구강 질환 등에 의해 적게 분비될 수 있다. 이것이 구강건조증이다. 우리말로는 입 마름이다. 입안이 건조하면 세균번식 여건이 좋아진다. 입 냄새 원인물질을 씻어내는 데 어려움으로 인해 구취가 발생할 수도 있다. 구취 비율이 젊은층보다 노인층에서 많은 이유는 침과 연관이 깊다. 생체 기능이 떨어지는 노인들은 특별한 질환이 없는데도 입안 건조가 원인이 돼 큰 불편을 호소하는 경향이 있다. 침샘의 조직이 감소하고, 침샘에서의 침 보관 양도 적어지는 탓이다.

구강건조증을 일으키는 침의 부족은 날씨의 영향도 받는다. 춥고 메마른 겨울이 위험 계절이다. 조상들이 겨울철 잠자리 머리맡에 물을 준비한 이유다. 요즘에는 환경 영향도 크다. 선풍기, 에어컨, 히터 등의 상시 사용으로 몸이 버거워하는 경향이 있다. 시원하고 차가운 물을 마시면 입 마름이 가셔야 하지만 금세 목마름의 구강건조 증세를 느끼는 상황이 발생한다.

입 마름의 원인은 여러 가지가 있는데 동의보감 소갈문에는 '소자소야(消者燒也) 여화팽소물리자야(如火烹燒物理者也)'로 풀이했다. 사람의 입 안이 몸 안에서 타오르는 열기에 의해 마르는 것으로 보았다. 지나친 욕심 탓에 몸의 진액이 불태워져 입이 마른다고 진단한 것이다. 이 과정에서 나타나는 심화(心火), 위열(胃熱), 신허(腎虛)로 설명했다. 이 상태가 지속되면 입 냄새도 유발된다.

　치료법은 질환에 따른 맞춤 처방이 있다. 일반적으로는 대부분이 해당되는 체내의 독소 제거다. 내부 장기를 건강한 예전의 모습으로 돌리면 입 안의 침도 정상적으로 분비된다. 또 구강건조증이 나타날 수밖에 없던 환경 개선도 필요하다. 한방 치료를 단순화 하면 면역력 강화다. 이것이 근본적인 치료가 된다. 어떤 원인으로 신체 리듬이 깨지면 면역력이 약해져 각종 질병에 취약해진다. 이를 개선하는 게 구강건조증에도 해당된다.

어머니 구취와 새벽 정화수

입 냄새를 정화수로 없앨 수 있을까. 옛사람은 정화수로 구취를 다스렸다. 정화수는 간절한 바람을 비는 데 사용됐다. 불과 수 십 년 전만 해도 장독대에서 정화수를 떠놓고 기도하는 어머니를 쉽게 볼 수 있었다.

동양에서는 물을 신성시했다. 하늘에서 내려온 생명력으로 이해했다. 고구려 동명성왕의 어머니인 유화부인, 신라 박혁거세의 아내인 알영, 고려 왕건의 가계는 모두 신성한 우물과 연결된다.

이는 물이 하늘에서 왔고, 지배자도 생명을 하늘이 내렸다는 의미다. 물중에서도 제일이 정화수다. 심리적이고 종교적 색채인 정화수가 구취 제거에도 도움이 된다. 동의보감 논수품(論水品)에서는 물을 한천수, 납설수, 춘우수, 추로수, 동상 등 33종으로 나누고, 약효를 설명했다.

정화수에 대해서는 '성평미감무독(性平味甘無毒) 주인대경구규출혈(主人大驚九竅出血) 역주구취(亦主口臭) 호안색(好顏色) 세목부예급주후열이(洗目膚瞖及酒後熱痢) 차정중평조제일급자(此井中平朝第一汲

者)'라고 했다. 〈본초(本草)〉

현대어로 바꾸면 '우물의 새벽 첫 물은 성질이 화평하고, 맛은 달고, 독이 없다. 크게 놀라거나 눈 코 귀 입에서 출혈과 소변, 대변 시에 피가 나는 것을 치료한다. 또 주로 입 냄새를 치료한다. 얼굴색을 좋게 하고, 눈에 낀 군살과 눈자위 막, 음주후 열에 의한 이질을 씻어준다. 우물에서 아침 제일 첫 번째 뜨는 물이어야 한다.'

이와 함께 정화수인 새벽 첫 우물물은 하늘의 정(精)의 기(氣)가 뭉친 것으로 풀이했다. 이에 음(陰)을 보태주는 약을 달이거나 단전을 튼튼히 하는 용도로 보았다. 또 성질과 맛이 눈이 녹은 물과 같아 눈과 정신을 맑게 하는 것으로 적었다. 정한 정화수는 술이나 식초에 담그면 색이 변하지 않는다고 기록했다.

동의보감은 생명의 원천을 물로 표현했고, 물중에서 정화수를 으뜸으로 여겼다. 정화수 기능 중 하나가 입 냄새를 없애는 것이다. 구체적으로 '이른 아침에 정화수를 입에 머금었다가 뱉기를 몇 차례 하면 구취제거에 좋다'고 했다.

이는 의역이 필요하다. 정화수로 구취를 근본적으로 치료할 수는 없다. 정화수는 신선하고 깨끗한 물이고, 시간은 새벽이나 이른 아침이다. 사람은 기상을 하면 입 안이 건조한 상태다. 긴 공복으로 인해 위장에서 냄새가 올라올 가능성이 높다. 수면 동안 음식섭취를 하지 않았기에 침 분비가 거의 없다. 혀 운동도 뜸했다. 메마른 입안은 구취에 적합한 환경이 된다.

  정화수를 마시면 입안이 헹구어진다. 공복으로 인한 위장활동도 촉진된다. 몸에 수분이 보충돼 침 분비도 원활해진다. 새벽이나 이른 아침에 위생적인 물을 마시는 것만으로도 입 냄새를 없애는 데 도움이 되는 것이다. 동의보감이 정화수를 구취제거 용도로 적시한 것은 이 같은 생리학적 배경을 바탕으로 한 것이다.

  옛날, 새벽 치성을 드리는 어머니는 입 냄새가 있었을까. 아마 적었을 것이다. 새벽 첫 물은 흰 사발에 또 간절히 빌고, 두 번째 물은 스스로 마셔 몸과 마음을 정갈히 했기 때문이다.

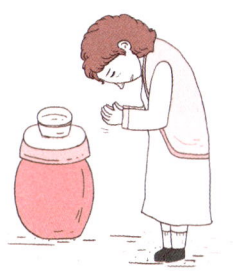

사간과 범부채

입 냄새 제거에 좋은 게 범부채다. 우리나라를 비롯하여 중국과 일본의 일부 섬을 제외한 산지나 바닷가에서 자라는 여러해살이풀이다. 키는 50~100cm이고, 봄부터 가을 사이에 캔 뿌리줄기를 말려 약재로 쓴다.

약명으로는 사간(射干), 오선(烏扇), 황원(黃遠), 야간(夜干), 초강(草薑)으로 표현된다. 뿌리에 함유된 벨람칸딘(Belamcandin), 이리딘(Iridin), 텍토리딘(tectoridin), 텍토리게닌(tectorigenin) 성분 등이 어우러져 톡 쏘는 듯한 매운 맛과 독특한 향기를 낸다.

범부채는 몸의 화기를 풀어내는 데 유용하다. 거담, 진해, 소염작용도 한다. 해독, 산혈, 소어의 효능이 있고 나력결핵, 무월경증에도 이용된다. 특히 기침, 호흡불편, 목 통증, 편도선염, 결핵성임파선염 등 인후질환으로 인한 통증과 불편함 해소에 처방된다. 또 악성종기도 다스릴 수 있다.

민간에서는 목의 질환이 있을 때 차로 달여 마시고, 종기에는 가루로 만들어 환부에 붙였다. 차로 만든 액은 항진균작용도 한다. 그러나 독성이 있어 오랜 기간 우려낼 필요가 있고, 장기간 복용은 바람직하지 않다. 주로 탕이나 산제, 환제로 이용한다.

동의보감의 탕액편에는 '사간 성평미고유소독 주후비인통수장불입료 노혈재심비간 해타언어기취 제적담 소결핵(射干 性平味苦有小毒 主喉痺咽痛水漿不入療 老血在心 脾間咳唾 言語氣臭除 積痰消結核)'라고 실려 있다.

현대어로 옮기면 다음과 같다. '사간(射干)의 성질은 평(平)한데 쓴 맛이 나고, 독이 약간 있다. 목구멍이 붓고 아프며 막히는 인후질병으로 인해 물이나 음식을 삼키지 못하는 것을 낫게 한다. 심비(心脾)에 오래된 어혈로 인해 기침을 하거나, 침을 뱉거나, 말을 할 때 냄새가 나는 것을 낫게 한다. 뭉친 담을 없애고 멍울이 진 것을 삭게 한다.'

동의보감에서는 범부채를 사간이라고 했다. 사간은 범부채 중 약재로 쓰는 뿌리줄기다. 본초강목을 인용한 동의보감에는 사간의 몇 가지 특징이 더 기록돼 있다. '나라 곳곳에서 자란다. 잎은 좁고 길며 옆으로 펼쳐진다. 마치 새의 날개를 펴 놓은 모양이기에 오선(烏扇)이라고도 부른다. 뿌리에 잔털이 많다. 껍질은 검누렇고, 살은 황적색이다. 3월, 9월에 뿌리를 캐 햇볕에 말린 다음 쌀 씻은 물에 담갔다가 쓴다.'

사간의 효능은 본초강목에도 자세히 기록돼 있다. 구취와 직접, 간접 연관된 분야도 많다.

'인후 폐색으로 숨 쉬기 어려운 증상을 치료한다. 기의 울체를 해소한

다. 아랫배에 쌓인 사기를 없앤다. 음식물로 인해 쌓인 몸의 열을 내린다.'(본경 本經)

'심(心)과 비(脾)에 쌓인 어혈을 해소한다. 기침, 가래, 구취(口臭)를 치료한다. 가슴 열기(熱氣)로 인한 답답함도 치료한다.'(별록 別錄)

'화의 기운(火氣)을 침잠시키고 대장을 시원하게 한다.'(이시진 李時珍)

'가래를 삭이다. 뱃속에 울혈을 없앤다. 헛배부른 증상과 가슴 답답함을 사라지게 한다. 위를 안정시키고, 간을 진정시킨다.'(지대명 池大明)

사간은 입 냄새 요인 해소에 두루 작용함을 알 수 있다. 대표적으로 후비(喉痺)에 전반적으로 작용한다. 목구멍의 부기, 통증, 이물감, 염증에 적용된다. 입 냄새의 원인중 하나가 목의 이물감과 염증이다. 신농본초경에는 사간을 달여서 마시면 위를 맑게 하고, 화를 삭이는 것으로 보았다. 이는 위장의 습열에서 오는 구취해소의 한 방법이 될 수 있다. 구취의 원인인 비위열(脾胃熱), 식체(食滯), 허화울열(虛火鬱熱), 치옹(齒廱), 폐옹(肺廱) 등이 사간으로 인해 완화될 수 있는 것이다.

회향과 소화불량

회향(茴香)은 지중해 연안과 유럽 남부가 원산지다. 우리나라에는 중국을 거쳐 들어왔다. 키가 1~2m에 이르는 식물이다. 잎이 뿌리에서 군생하고, 꽃은 황색으로 7~8월에 핀다. 지중해 연안과 서아시아, 인도, 중국, 한국에서 자생하는 회향은 독특한 향이 있다.

회향(茴香)은 썩은 물고기나 간장 등에 넣으면 본래의 단맛과 향기를 찾게 한다고 해서 이름 지어졌다. 조선시대에는 이두로 가음초(加音草)로 표기했고, 동의보감에서는 회향(茴香)으로 적었다.

회향은 인류의 향신료 및 구취 역사와 함께 한다. 고대 이집트의 문서인 파피루스에는 회향 재배 기록이 실려 있고, 유대왕국에서도 거래를 했다. 고대 그리스 신화에도 등장한다. 프로메테우스가 신으로부터 훔친 불을 회향의 줄기에 숨겨 인간에게 전한 내용이다.

또한 고대 로마인은 불편한 위장을 다스리고, 눈을 밝게 하는 용도로 사용했다. 영국에서는 회향다발을 집에 걸어서 사악하고 악취가 나는 마녀가 접근하지 못하게 했다. 아랍인들은 고대로부터 현대까지 입 냄새 제거제로 활용한다.

우리나라에서 회향은 식욕부진, 구토 설사, 위통, 요통, 하복부 통증, 입냄새 제거 용도로 다양하게 처방되었다. 구강 염증 치료에 사용되는 회향은 점막을 자극, 분비선의 왕성한 활동을 촉진시킨다. 약재는 주로 씨가 쓰이는데 크게 소화, 진정, 최면, 구취제거 효과를 볼 수 있다. 꽃, 잎, 줄기, 씨는 모두 향신료의 원료가 된다.

회향은 성질이 평하고, 맛은 맵고, 독이 없고, 위를 따듯하게 한다. 작용 부위는 간(肝) 비(脾) 신(腎) 위(胃)다. 동의보감에 의하면 소화작용, 토사곽란, 불편한 뱃속을 다스리고 방광을 따뜻하게 하고 음부의 냉기를 없애 통증을 멈추게 하는 효능이 있다. 장의 연동운동도 활발하게 시켜 헛배 증세를 가라앉게 한다. 식욕을 증가시키고, 기(氣)의 순환을 좋게 한다. 또 맛과 성질이 조열한 팔각회향은 요통에 효과적이다.

사용법은 가루를 내 물에 타 마시거나 달여서 탕으로 복용하고, 술을 빚어 마시기도 한다. 구취를 제거하려면 싹과 줄기로 국을 끓여서 먹는다. 또는 날 것을 먹는다.

북한의 동의학사전에도 회향은 '방광경, 신경, 위경, 심경, 소장경에 작용한다. 신과 위를 덥혀 주고 입맛을 돋우며 기를 잘 통하게 한다. 한사(寒邪)를 없애며 아픔을 멈추게 한다'고 설명했다.

여성병 치료에도 효과적이고, 스트레스 해소와 숙면에도 좋은 회향이 입냄새 제거에 도움이 되는 것은 향기가 1차적이다. 다음으로는 회향의 약리인 위의 기를 다독이는 화위(和胃), 허한 비(脾)를 보하는 건비(健脾), 위를 열어주는 개위(開胃), 장의 기운을 좋게 하는 통장(通腸)의 기능에서 찾을 수 있다. 후비루증후군, 역류성식도염, 위나 장의 염증, 소화불량으로 인한 입냄새의 원인제거에 유용한 약재인 것이다

참외와 첨과자

여름 과일인 참외는 구취 제거에 좋다. 한의학에서 첨과(甛瓜)로 표현하는 참외에 대해 동의보감은 '구비(口鼻)의 창(瘡)을 다스린다'고 했다. 입과 코 질환 치료제로 설명한 것이다.

본초강목에서도 참외는 '코 안의 군살을 없앤다. 참외 가루를 솜에 싸 코를 막는다. 양 기름이나 세신과 같이 써도 효과가 좋다'고 했다. 또 목에 가래가 낄 때는 참외꼭지가 잘 들음을 설명했다.

참외는 맛이 달고 성질이 차다. 지치고 갈증 난 여름에 필요한 게 당분과 시원함이다. 두 가지 모두를 충족시키는 참외는 여름과일의 여왕이라고 할 수 있다. 본초강목 등의 다양한 의서에서는 참외가 번열증(煩熱症), 배뇨장애, 뱃속의 답답함을 풀어준다고 했다. 다만 성질이 차갑기에 과식하면 냉증과 배탈로 인한 불편함 가능성도 제기했다.

구취와 연관해 동의보감은 참외씨를 처방한다. '참외는 입 냄새를 치료한다. 참외씨 가루를 꿀에 반죽해 앵두만한 환을 만든다. 매일아침 양치를 한 다음 환을 1알씩 물고 녹여 먹는다.' 또 구강질환인 입 안이 허는 데는 참외 속의 물을 마시도록 했다.

참외씨에는 글로불린, 글루텔린, 지방류 등의 성분이 많다. 또 팔미틴산, 스테아린산을 비롯한 다양한 산들이 포함돼 있다. 이 산들이 구강의 염증을 완화시키는 역할을 한다. 입안 조직이 청결해지고 염증이 잦아들면 냄새도 적게 된다. 또 구취 발생의 또 다른 원인인 위와 장의 질환을 억제하는 기능도 있다.

참외씨는 맺힌 것을 풀어주는 산결(散結), 어혈(瘀血)을 없애는 소어(消瘀), 열에 의해 위축된 폐를 소생시키는 청폐(淸肺), 장 활동을 촉진시키는 윤장(潤腸) 작용을 한다. 또 비위를 조화롭게 하여 소화를 돕는 화중(和中), 갈증을 해소시키는 지갈(止渴), 비위(脾胃)를 보(補)하는 보중(補中)의 효능이 있다.

본초강목에서는 참외씨인 첨과자(甛瓜子)를 장위(腸胃)에 생긴 내옹(內癰)의 가장 중요한 치료제로 보았다. 뱃속의 뭉친 것을 풀어주는 참외씨는 피고름 덩어리를 터져 나오게 한다. 구취의 한 원인인 내옹은 위완옹(胃脘癰)과 장옹(腸癰)을 들 수 있다. 의학입문에 따르면 위완옹은 음식이나 칠정(七情)으로 인해 뭉친 화(火)가 밖에서 온 찬 기운을 가두는 과정에서 위완을 막아 생긴다. 장옹은 습열(濕熱)과 어혈(瘀血)이 장(腸)에서 머물며 염증을 일으킨 것이다.

참외는 구취 완화제로 씨를 이용한다. 그런데 참외 꼭지도 항염 효과가 있다. 알레르기성 비염과 만성 비염의 치료에 도움이 된다. 이는 참외 꼭지도 입냄새 제거제로 활용될 개연성을 의미한다.

입 냄새를 없애는 데 좋은 참외는 여성의 향기와도 연관이 있다. 당나라의 왕탁(王鐸)이 회창 절도사 시절에 애첩이 수백 명에 이르렀다. 이 여인들은 사랑 쟁취방법으로 향기를 경쟁적으로 활용했다. 몸에 난초와 사향을 지니고 다녔다. 난초향은 은은하고 향긋하며 사향은 성선을 자극하는 효과가 있다.

그런데 그녀들이 다니는 곳의 10리 밖까지 참외가 모두 열매가 열리지 않았다. 진한 향료인 사향 때문이었다. 이때부터 참외 먹고 배탈이 나면 사향을 치료약으로 썼다.

향유와 향여

구취 처방 약재 중 하나가 향유(香薷)다. 꽃이 필 때 말린 전초를 약재로 쓴다. 채소로 먹을 수 있어 향여(香茹)로 불리고 민간에서는 노야기로 잘 알려져 있다. 성질이 약간 따뜻하다. 오행의 금(金)과 수(水)에 속하기에 약 기운이 위로도 가고 아래로도 간다. 이 약은 불기운을 가까이하지 않는 게 좋고, 오래 묵은 게 약효가 뛰어나다.

매운 맛이고, 독이 없다. 기가 허한 사람에게는 많이 쓰지 못한다. 위기(胃氣)를 덥히고, 번열(煩熱)을 없애는 데 도움이 된다. 토사곽란, 더위 먹은 것과 습증을 없앤다. 이뇨, 해열, 발한, 지혈 효과도 있다. 위염, 각기, 수종, 빈혈을 다스리는 데 사용한다.

고종 때 황필수는 방약합편(方藥合編)에서 '향유미신치상서(香薷味辛治傷署) 곽란변삽종번거(霍亂便澁腫煩去)로 표현했다. 맛이 맵고, 폭서로 지친 심신, 곽란증, 부종, 답답증, 변비를 다스린다는 뜻이다.

북한의 동의학 사전에서도 향유를 자세히 설명하고 있다. 주요 내용은 다음과 같다.

'향유는 노야기 꽃이 핀 여름과 가을의 전초를 그늘에 말린 것이다. 이뇨, 발한, 해열, 위액분비촉진, 지혈, 이담 작용 등이 있다. 하루 4~12그램을 물로 달여 마시거나 가루로 복용한다.'

구취와 관련해 동의보감에서는 '입 냄새 치료 효과가 대단히 빠르다. 정향(丁香)보다 낫다. 달여서 즙을 내 마시거나 양치하면 좋다'고 했다. 승심집방에서는 구취 제거법으로 향유 즙으로 입을 가시도록 했다.

향유차는 물에 넣고 백색심(白色心)이 없어질 때 끓인다. 따뜻할 때 또는 식힌 뒤 음용하거나 가글한다. 구취에 좋은 다른 약재를 넣어 끓이기도 한다. 줄기는 버리고 생강즙으로 볶아서도 쓴다.

향유차의 음용은 용도에 따라 온도를 차이 나게 한다. 구취제거 용도는 일반적으로 따뜻하거나 미지근거린 차를 이용한다. 따뜻한 차는 무더위로 인한 구토와 설사 복통 때 알맞고, 시원한 차는 해열과 이뇨작용에 도움이 된다.

향유는 구취와 함께 다양한 증상 치료로 처방된다. 토하고 설사할 때는 끓인 즙이나 날것을 먹고, 혀의 염증성 궤양에는 차로 음용하거나 양치를 한다. 위를 덥혀주는 성질을 이용해 찬 음식을 먹고 체했을 때도 처방하고, 토사곽란에는 진한차로 다스린다. 명치의 이상으로 생긴 질환에는 시향산으로 회복을 꾀하고, 갈증이 지속되면 가감유령탕을 쓴다. 이밖에도 향유가 포함된 향유산, 향유탕, 황련향유산 등의 응용처방으로 여러 증상을 치료한다.

목 이물감 5가지 원인

목에 무엇인가 걸린 듯한 느낌이 있다. 정밀사진을 찍어도 목에 특별한 이상은 없다. 그런데 목이 막힌 듯 답답하다. 컬컬하고, 마른기침을 한다. 목이 마른 느낌이어서 물을 마셔도 효과는 잠시에 불과하다.

이 같은 목 이물감이 지속되면 호흡불안, 가슴 답답, 스트레스, 불면증, 구취 등이 올 수 있다. 목의 염증이나 종양 또는 식도질환이 없는 가운데 이물감이 계속되면 크게 다섯 가지 원인을 생각할 수 있다. 매핵기, 역류성식도염, 후비루증후군, 편도결석, 편도선염이다.

첫째, 매핵기다. 목에 느껴지는 이물질이 삼켜지지도, 뱉어지지도 않는 증상이다. 일부는 호흡곤란, 심한 기침, 목의 통증을 호소하기도 한다. 두통, 집중력 저하, 이명, 불안, 불면증도 느낄 수 있다. 매핵기는 신경성 질환으로 한의학의 기울(氣鬱)성 병증이다. 스트레스를 받으면 기의 흐름이 장애를 받아 울체가 된다. 이로 인해 목에서 이물감을 느끼게 된다.

동의보감 외형편에서는 '칠정(七情)으로 기가 울결 되면 담연(痰涎)이 생긴다. 이것이 기를 따라 몰리면 덩어리같이 된다. 이것이 명치 밑에 있으면서 목구멍을 막는다. 마치 매화씨나 솜뭉치 같은 것이 있는 것 같다. 이것은 뱉어도 나오지 않으며 삼키려 해도 넘어가지 않는다'고 설명했다.

둘째, 역류성식도염이다. 식도와 위 사이를 조여 주는 괄약근에 이상이 생겨 십이지장의 내용물이 식도로 유입되는 현상이다. 가슴의 작열감, 명치와 가슴의 통증, 식사 후 악화되는 특징이 있다. 또 목 이물감, 연하운동 장애, 상복부 팽만, 구역감, 후두 자극성 기침, 목 통증, 신물 오름, 변비와 설사가 반복되는 증세도 나타난다.

한의학에서는 역류성식도염을 탄산(吞酸), 토산(吐酸) 용어를 설명할 수 있다. 동의보감에서는 '탄산은 신물이 명치를 찌르는 것이고, 토산은 신물을 토해내는 것이다. 위에 들어온 음식이 습열로 인해 제대로 소화되지 못해 신물이 생긴다'고 기록했다.

셋째, 후비루증후군이다. 코가 막히고 콧물이 목 뒤로 넘어가는 느낌이 들거나 목 이물감이 있는 증세다. 코 속의 분비물이 목 뒤로 넘어가면서 기침이 심해지기도 한다. 기침은 누운 자세에서 많이 발생한다. 특히 후비루증후군의 증상에서 가장 심한 것은 구취다. 이는 단백질 분비물이 세균에 의해 분해되면서 질소화합물을 생성해 심한 냄새를 풍기기 때문이다. 큰 원인은 코 점막이 건조해지거나 손상을 받은 탓이다.

한의학에서는 호흡계인 폐, 소화계인 비, 내분비계인 신의 약화에 따른 면역기능 저하로 보고 있다. 또 수분대사 장애가 일어나는 담음, 습한 기운과 열이 체내에 쌓여 있는 상태인 습열담, 스트레스에 의한 칠정기울, 원기가 약하거나 부족한 기허를 원인으로 본다.

넷째, 편도 결석이다. 편도 혹은 편도선에 음식물 찌꺼기와 세균이 뭉쳐서 생기는 쌀알 크기의 작고 노란 알갱이다. 이 결석은 아주 고약한 냄새를 풍긴다. 별다른 증상이 없지만 양치질을 하거나 기침할 때 노란 알갱이가 나오기도 한다. 흔한 원인은 만성 편도선염이고, 구강 위생 불량도 적지 않다. 비염이나 부비동염으로 인해 콧물이 목 뒤로 넘어가는 후비루가 있어도 편도결석이 발생할 수 있다.

다섯째, 편도선염이다. 주로 과로로 일어나는데 고열, 연하통, 관절통을 동반한다. 주요 증상은 목 이물감과 통증으로 침뿐만 아니라 음식물을 삼키기 곤란하다. 오한, 고열, 두통, 전신쇠약과 같은 제반 증상들로 인해 매우 고통스럽다. 이밖에도 마른기침, 식욕부진, 두근거림, 어깨 결림 등의 증상과 함께 후두염, 기관지염, 중이염, 축농증 등으로 확대되기도 한다.

한의학에서는 원인을 풍과 열이 밖으로부터 내부에 침입해 열기가 인후 부위에 맺힌 결과로 본다. 특히 편도선의 한쪽만 붓는 단유아는 폐 경락에 찬바람이 침범해 열이 나고 속이 메스꺼운 증상이 나타난다. 편도선 양쪽이 부은 쌍유아는 폐와 위장 경락에 열이 맺히거나 풍열이 쌓여 발생한다.

목 이물감의 치료법은 원인 진단에 따라 다르다. 가령, 매핵기는 해울과 통기 작용이 있는 20여 가지 약재로 구성된 해울통기탕(解鬱通氣湯)을 기본으로 체질과 증상에 맞춘 치료를 병행한다.

역류성식도염은 제 증상이 포함된 유사 증상 질환을 포함하여 다양한 원인을 진단하여 그에 맞는 처방을 한다. 개인별 체질과 원인에 따라 재발을 막는 근본 치료를 한다.

후비루증후군은 원인과 증상에 따라 맞춤 처방인 농축환약이나 가루 형태의 신궁환을 주로 처방한다. 경우에 따라 탕약, 후비루 양상의 빠른 호전을 위해 한약 발효 엑기스제가 추가된다.

편도 질환은 코와 목, 구강 위생 상태에 원인이 있다. 원인을 없애려면 폐, 비, 신 등의 장기를 강화해야 한다. 편도선염과 편도결석의 원인이 사라져 자연스럽게 치료되도록 처방한다.

편도선염은 밖으로부터 침범된 풍과 열을 다스리는 데 중점을 둔다. 특히 폐 경락에 쌓인 풍과 열을 다스려 폐의 기능을 원활하게 한다. 또 인체의 기를 북돋을 뿐 아니라 면역력을 강화시키는 처방을 한다.

천궁과 궁지고

'구취는 위의 열이 원인이다. 허화(虛火)나 울열(鬱熱)이 가슴에 쌓이면 입에서 냄새가 난다. 치료에는 궁지고(芎芷膏)를 처방한다.' 동의보감의 '입문' 내용이다. 허화와 울혈 증세의 입냄새에 궁지고를 쓰면 효과적임을 설명했다.

허화는 얼굴에 열이 나며 붉어지고, 가슴이 답답한 증세다. 또 잠을 잘 못 이루고, 식은땀도 난다. 입이 마르고, 맥이 가늘면서 빨리 뛰는 증상도 보인다. 울열은 열이 몹시 심하여 속이 답답하고 괴로운 증상이다. 허화나 울열 모두 열이 나면서 입이 마르기에 구취가 유발된다.

궁지고 조제법은 동의보감 외형편에 실려 있다. '열에 의해 나는 입냄새를 치료한다. 천궁과 백지를 같은 양으로 가루 낸다. 가루를 꿀에 반죽하여 감실대의 알약을 만든다. 잠들기 전에 한 알씩 입에 물고 녹여 먹는다.'〈세의득효방〉

궁지고의 주요 약재인 천궁은 미나리과의 다년생 풀이다. 궁궁이라고 하며 중국이 원산지다. 우리나라에서는 약용으로 재배된다. 성질이 따뜻하고, 맛이 맵고, 독이 없다.

항염, 항균작용이 뛰어나고 진통, 진정효과도 우수하다. 구취 제거와 함께 보혈, 활혈, 정혈제로도 쓰인다. 혈액순환을 촉진하고, 산후 지혈 작용, 살균력이 강해 부인병 치료에 많이 쓰인다.

구취에는 백지와 함께 궁지고 원료로 활용된다. 또 잘게 썬 천궁을 입에 물고 있으면 역겨운 입 냄새를 일시적으로 가시게 한다.

천궁은 항염과 항균력, 독특한 향 덕분에 민간에서 액운을 물리치는 문화의 재료로 자리 잡았다. 창포물에 머리를 감는 단오에 천궁을 머리에 꽂아 불운을 멀리하는 풍습이다. 천궁만 꽂은 경우도 있고, 창포만 쓴 경우도 있고, 둘을 같이 쓰기도 했다.

임진왜란 때의 의병장인 고경명의 문집인 '제봉집(霽峰集)'에는 '창포로 띠를 만들어 땅에 닿도록 드리웠다'고 했고, 조선 인조 때의 문신인 이명한의 시문을 모은 '백주집(白洲集)'에서도 '창포를 치마에 단다'고 기록했다. 조선 중기에 영의정을 지낸 신흠의 '상촌고(象村稿)'에도 '계집아이 새벽에 일어나 창포를 꽂고'라는 구절이 보인다.

또 경북 영주에서는 창포뿌리 비녀를 천궁(궁궁이)이라고 하고, 경북 북부와 경기 용인 등에서는 천궁을 꽂는 풍습이 지금도 전한다. 또 경북 청송 등 일부에서는 창포와 궁궁이를 함께 꽂는다.

이는 천궁의 독특한 향이 삿된 기운을 물리치는 벽사의 기능을 한 것이다. 본초강목에서는 천궁의 싹으로 풍사, 두풍, 흐릿한 눈을 치료하고, 사악한 기운(邪氣)과 나쁜 기운(惡氣)을 물리친다고 했다.

또 머리의 향을 오래가게 하는 실용성도 있었다. 천궁과 창포를 삶은 물로 머리를 감으면 유화작용, 분산작용이 일어난다. 머리카락이 은은한 향이 지속되면서도 깨끗함이 오래 유지된다.

천궁의 약효는 다양하게 활용된다. 동의보감에서 제시한 주요 적용질병은 다음과 같다. 모든 기병(氣病), 혈병(血病), 풍병(風病), 노손(勞損)을 치료한다. 오래된 어혈을 풀어주고, 피를 만든다. 토혈, 코피, 혈변 등을 멎게 한다. 풍한사로 인한 두통과 눈물을 잦아들게 하고, 냉으로 인한 명치와 옆구리 통증을 다스린다.

입 냄새 잡는 세신

한의학에서는 구취의 주요한 원인을 위의 열로 본다. 의서에서는 구취자(口臭者) 위열야(胃熱也) 허화울혈어흉중(虛火鬱血於胸中) 내작구취(乃作口臭) 심로(心勞) 미후기출성취(味厚氣出腥臭)라고 했다.

풀이하면 다음과 같다. '입의 냄새는 위의 염증과 연관 있다. 속에 열이 있고, 가슴이 울혈 되면 구취가 난다. 마음건강이 좋지 않고 육류를 많이 섭취하면 비린내 같은 악취가 난다.'

동의보감은 구취 치료제로 족두리풀 뿌리인 세신(細辛)을 제시하고 있다. 외형편의 세신(細辛)조에 '치구치(治口臭) 자취농즙(煮取濃汁) 열함냉토즉차(熱含冷吐即差)' 구절이 나온다.

옛 의서인 증류본초를 인용했는데, 입냄새 치료 때 세신 처방법이다. 진하게 달인 세신을 뜨거울 때 입에 머금고 있다가 식은 다음 뱉으면 구취나 충치 등이 가시는 효과를 설명했다. 진통작용과 항염작용에 주목한 것이다. 현대의 실험에서도 세신은 결핵균, 적리균, 용혈성 연쇄상구균 등의 억제하는 작용이 있는 것으로 확인됐다.

5세기의 남조(南朝)의 유명한 도사(道士)인 도홍경도 주위에 입냄새가 나면 세신을 물고 있도록 권유했다. 한국과 중국의 전통 구취치료 요법으로 세신이 활용되었음을 알 수 있다. 민간에서는 입에서 냄새가 나고, 삭은 이가 아플 때 세신을 오랜 시간 달인 뒤 식을 때까지 입에 물고 있었다. 구취가 심할 때는 씹기도 했다.

요즘의 입안 청결제인 은단의 원료로도 쓰이는 세신에는 매운 맛과 메틸어이케놀, 아싸리닌, 아시릴케톤. 페놀. 팔미틴산 성분이 있다. 약성이 매워서 한자 이름이 세신(細辛)이다. 효과는 염증을 치료하고, 통증을 가라앉히고, 고약한 냄새를 가시게 한다.

세신의 모태인 족두리풀 이름은 족두리처럼 생긴 꽃 모양에서 유래했다. 다년생인 족두리풀은 찾기가 쉽지 않다. 족두리풀잎을 찾아도, 꽃을 보려면 몸을 최대한 낮춰야 한다. 잎을 들추면 보라색 꽃이 나타난다. 잎은 위에 있고, 꽃은 땅에 바짝 붙어 핀다. 수정은 야행성 곤충에 의해 이루어진다.

구취를 다스리는 세신은 다양한 효능이 있다. 항염, 진통, 진정, 해열 작용을 한다. 감기 등의 이비인후과 질환에도 적용되는 데 두통, 복통, 오한, 천식, 가래, 소화불량에도 처방된다.

동의보감의 내경편에는 세신의 용도로 '산풍출한(散風出汗) 수전음지(水煎飮之) 불가위말복(不可爲末服) 영인기색(令人氣塞)'으로 적었다. 현대어로 풀이하면 '물에 달여 마시는 세신은 풍을 흩뜨리고 땀을 나게 한다. 가루를 내 복용하면 안 된다. 기를 막히게 하기 때문이다'는 뜻이다.

구취와 관련한 효능은 본초강목에서도 읽을 수 있다. 세신이 속을 따뜻하게 하고, 기운을 아래로 내려 안정시킨다고 했다. 또 담(痰)을 제거하고, 가슴이 시원한 효과도 설명했다. 부은 목, 막힌 코, 울결된 젖을 풀어주는 등 오장육부를 안정시키고 정기(精氣)를 잘 통하게 하는 약재로 안내했다.

본초강목의 이 구절은 전반적으로 오장육부의 순환을 원활하게 해 막힘에서 오는 다양한 질병을 치료하는 근본치료법의 일환이다. 전체의 순환이 잘 되면 구취도 사라지게 된다.

동의보감에서 말하는
구취치료에 좋은 10가지 약초

구취는 입안 냄새증이다. 구강, 위, 장 등의 어떤 원인에 의하여 역한 냄새가 나는 것이다. 동의보감에서는 입 냄새의 큰 원인을 위열로 보았다. 위나 장 등에 쌓인 열기가 위로 올라오는 과정에서 불쾌한 냄새가 나는 것으로 파악했다.

위의 기능이 떨어지고 침 분비가 약하면 입 안이 마르고, 이상 발효가 진행된다. 지독한 냄새가 날 가능성이 높다. 동의보감에서는 충치에 의한 냄새, 치아 사이에 끼인 음식물 찌꺼기의 부패로 인한 역한 냄새, 구강 질환에 의한 구취 가능성에도 주목했다.

동의보감 저자인 허준은 동양의 의술을 집대성해 구취치료에 좋은 약초로 10가지를 안내했다. 이 약초들은 단독으로 입 냄새를 없애는 데 쓰이기도 하고 다른 약재와 함께 복합처방 되기도 한다. 또는 구취 외의 다른 질환 치료에도 활용된다. 약재들의 약성은 다양하다. 체질과 건강 상태, 취향 등을 고려해 적합한 방법을 찾는다.

약재가 특정인에게 보약이 될 수 있지만 특정인에게는 독이 될 수도 있기 때문이다. 한의사들이 처방을 하기 전에 진맥을 하고 문진 등에 많은 시간을 할애하는 이유다. 질병의 표면적 증상에 치우친 진단은 자칫 근본 원인을 밝히지 못해 완벽한 치료로 이끌지 못할 수도 있다.

입 냄새도 원인이 다양하다. 여러 가능성을 차근차근 살핀 뒤 제대로 된 처방을 내리는 게 치료의 지름길이다. 옛 의학서에도 거론되는 입냄새 치료에 좋은 약재 10가지를 인용한다.

하나, 족두리풀뿌리다. 족두리풀 뿌리를 말린 세신(細辛)은 항균작용이 강하다. 뜨겁고 진하게 달인 세신을 입에 물고 있는다. 입 냄새 해소와 치아 통증 완화에 좋다.

둘, 천궁이다. 미나리과 식물로 항염, 항균작용이 뛰어나다. 셋, 구릿대다. 미나리과 식물인 구릿대는 한방에서는 백지로 알려져 있다. 뿌리를 말려서 약재로 사용한다. 넷, 참외씨 가루다. 꿀과 참외씨 가루를 반죽해서 만든 환을 물고 있으면 입안의 냄새 제거에 도움이 된다.

다섯, 매화열매인 매실이다. 특히 아직 익지 않은 매화 열매인 오매가 좋다. 여섯 향유다. 꿀풀과의 1년 초로 노야기라고 한다. 달여서 차로 마시거나 입가심을 한다. 일곱, 여러해살이풀로 짧고 굵은 뿌리줄기를 가지고 있는 범부채다. 몸의 화기를 푸는 데 좋다.

여덟, 식품이나 향신료도 활용되는 회향이다. 싹과 줄기로 국을 끓여 먹거나 생것을 먹는다. 아홉, 성질이 약간 찬 생당쑥이다. 잘게 잎이나 줄기를 썬 다음 담배처럼 피운다. 열, 생강과 식물인 익지의 열매인 익지인이다. 구토, 소화 장애, 만성 장염 등에도 좋다. 복용을 하거나 가루를 끓는 물에 타 마신다.

7

구취, 대복 치료법을 공개하다

구취와 자가 진단법

구취는 입에서 나는 불쾌한 냄새다. 입 안의 박테리아가 단백질을 분해하면서 생기는 휘발성 황화합물로 인해 역겨운 냄새가 난다. 구취는 불쾌감을 넘어 다른 질환의 신호가 될 수도 있다. 구취는 주위의 귀띔이나 자가진단을 통해 알 수 있다.

손쉽게 알 수 있는 자가 진단법은 크게 세 가지다. 먼저, 타액 활용법이다. 손 등을 한 번 핥아서 침을 묻힌다. 3초 정도 경과한 후 냄새를 맡는다. 구취를 알아보는 가장 확실한 방법이다. 다음, 치실 활용법이다. 치실을 치아 사이에 낀다. 약 5초 후 빼서 치실의 냄새를 맡는다. 치실을 활용한 방법은 충치로 인한 구취를 확인할 때 유용하다. 마지막으로 콧바람 활용법이다. 아래 입술을 내밀어 콧구멍으로 바람을 불어준다. 조금 따뜻한 느낌의 입김을 코로 넣으면 입 냄새 확인이 가능하다.

구취 원인과 치료

구취 원인은 흔히 치주질환, 충치, 불량 보철물 등의 구강 위생 문제로 생각한다. 그러나 원인은 다양하다. 흡연과 음주 등 생활 습관, 이비인후과 질환인 비염, 축농증, 후비루와 소화기 질환인 소화불량, 만성위염, 역류성식도염 등을 생각할 수 있다. 또 간염, 간경화, 간부전, 담낭질환, 요독증 등의 간질환도 구취 유발 요인이다. 이와 함께 기관지 확장증, 폐농양, 괴사성 종양 등 폐와 기관지 질환이나 당뇨, 탈수도 구취를 일으킬 수 있다.

한의학에서는 구취를 간과 위, 폐, 신장 등의 열과 몸의 독소 과잉으로 파악한다. 한의학적 측면에서 본 구취 원인은 다음과 같다.

비위(脾胃)의 습담(濕痰): 바쁜 일상과 불규칙한 식습관, 지나친 인스턴트식품 섭취는 위장에 부담을 줘 소화기계에 열을 축적하게 한다.

간열(肝熱): 술과 담배를 자주하는 남성에게 많이 발생한다. 간에 찬 열이 상부로 올라와 입 안을 마르게 하면서 구취를 일으킨다.

폐열(肺熱)이나 폐옹(肺癰): 비릿한 냄새가 특징이다. 폐에 열이 쌓이거나 이상이 생겨 구취가 난다.

입 냄새는 원인을 제거하는 게 치료 핵심이다. 이를 위해 장부의 열을 내리고, 기혈의 순환을 바로잡는 체질개선으로 저항력과 면역력을 강화시켜야 한다. 원인 질환이 치료되는 동시에 구취도 제거된다.

구취 4인3독과 연관 질환

구취를 유발하거나 악화시키는 주요 연관 질환은 다음과 같다. 후비루, 비염, 축농증, 인후염, 기관지염, 매핵기, 역류성식도염, 소화불량, 기능성 소화불량, 만성위염 등이다.

구취 4인3독(4因 3毒)

4因
후비루(비염,축농증)
목 염증성 질환
매핵기
유해환경 (황사, 미세먼지)

3毒
음식 (과함, 부족, 불규칙)
생활습관 (수면, 스트레스)

역류성식도염(소화기)

후비루

후비루는 코에서 분비되는 점액이 인두에 고이거나 목으로 넘어가는 질환이다. 코와 코 주위의 공기주머니인 부비강에서는 하루 300~600mm의 분비물이 생성된다. 분비물은 점막을 부드럽게 하고 이물질을 제거한다. 코로 들어온 공기에 습기를 제공하고, 코의 감염을 막는다. 후비루가 발생하면 분비물이 증가하고, 끈끈해진다. 간혹 목 근육이나 삼키는 운동(연하운동) 이상으로 분비물이 목에 고이거나 코 뒤로 넘어간다.

• 원인

주요 원인은 코 점막 건조나 손상이다. 오염된 환경에 장시간 노출, 코뼈가 비뚤어지는 비중격만곡증, 노화 등으로 인해 코의 점막이 위축

되고 건조해져 생긴다. 특히 만성비염과 축농증은 후비루와 친연관계가 있다. 또 감기, 임신, 코를 마시는 습관, 뜨거운 음식 섭취로도 증상이 나타날 수 있다.

한의학에서는 원인을 호흡기인 폐, 소화기인 비, 내분비계인 신의 약화에 따른 면역력 저하로 본다. 또 기의 흐름이 순조롭지 못해 일어나는 수분 대사 장애인 담음, 습한 기운과 열이 체내에 쌓이는 습열담, 스트레스에 의한 칠정기울, 원기가 약하거나 부족한 기허도 원인이다.

• 증상

코가 막히고 콧물이 목 뒤로 넘어가며 이물감이 느껴진다. 기침 동반, 구취 악화가 나타나기도 한다. 기침은 누운 자세에서 많이 발생하므로 수면 중이나 아침에 심해진다. 방치하면 가래, 기침이 만성화 된다. 후비루는 구취를 유발한다. 목뒤에 고인 분비물은 단백질이 주성분이다. 세균에 의해 쉽게 분해되면서 질소화합물을 분비, 심한 냄새를 풍긴다.

• 치료

알레르기 비염이 있는 경우 항히스타민제, 점막수축제 및 국소 스테로이드로 치료한다. 부비동염(축농증)은 항생제 사용 후 호전이 없으면 수술 치료도 고려한다. 역류성식도염이 원인일 경우 점막 용해제나, 국소 스테로이드제, 식염수 세척을 통해 증상을 개선한다.

한의학에서 만성 후비루는 코와 함께 폐, 비, 신 등 장기의 면역력 강화 치료를 선행한다. 코에서 고름을 뽑아내는 치료 효과는 일시적인 효과에 불과하다. 근본적으로 체질을 개선해야 재발 우려 없이 증상이 호전된다. 한방 의학을 전도하는 혜은당 클린 한의원 에서는 원인과 증상에 따라 개인별 맞춤 처방을 한다. 농축환약이나 가루 형태의 신궁환이 주가 되는 가운데 탕약이나 발효제가 추가 처방 한다.

비염이나 축농증 등 선행질환이 있는 경우에는 10여 가지 약재 성분의 연고인 비염고와 스프레이 형태의 청비수, 통비수 등으로 코 안의 염증과 노폐물을 제거한다. 구취를 동반하고 기침으로 편도에 무리가 가는 경우에는 세균을 억제 감소가 기대되는 구청수를 함께 처방한다.

코에 염증이 있으면 한약 추출물인 비염겔을 비강에 삽입해 노폐물 제거, 염증 완화, 코 점막 강화를 꾀한다.

비염 축농증

비염과 축농증은 모두 심한 코 막힘을 유발한다. 그러나 두 질환은 원인이 다르기에 정확한 진단이 선행되어야 한다. 그렇지 않으면 증상을 악화시킬 가능성이 있다. 비염은 코 안 점막의 바이러스성 염증 질환이다. 축농증은 코 뼈 양 옆에 있는 작은 공간인 부비동에 세균성 염증이 생기는 질환이다.

• 원인

알레르기성 비염은 집 먼지, 진드기, 곰팡이, 꽃가루, 황사 등에 대한 과민 반응으로 일어난다. 축농증은 알레르기성 비염이나 비점막 부종, 기타 세균 감염 등이 원인이다. 이로 인해 코 속의 공간인 부비동에 분비물이 고이면서 2차 세균감염이 일어난다.

비염과 축농증은 상관도가 높다. 급성 축농증은 급성 바이러스성 비염으로 코 안 점막에 염증이 생겨 일어난다. 점막이 부으면 부비동과 연결되는 구멍이 막히고, 점액이 부비동 내에 흐르지 못하고 쌓인다. 쌓인 점액으로 부비동은 세균의 좋은 서식 환경이 된다. 부비동 내 염증이 일어나고 축농증이 되는 것이다. 비염이 만성화 되면 축농증 진행 가능성이 높다.

• 증상

비염과 축농증은 두통, 집중력 저하 등이 동반된다. 끈끈한 콧물, 코막힘, 안면충만감, 충혈 등으로 인해 입으로 호흡하게 된다. 구강호흡을 하면 입안이 건조해져 구취가 유발되고, 안면비대칭이 될 수도 있다.

• 치료

두 질환의 근본적인 차이와 개인차를 감안해 한약, 침, 비염고, 비염젤, 배농액, 배농젤 등을 이용해 치료한다.

우선 한약 치료다.

비염은 찬 기운이 원인으로 맑은 콧물이 나는 풍한형(風寒型), 더운 기운이 원인으로 누런 콧물이나 코 막힘이 특징인 풍열형(風熱型), 면역력이 저하로 생긴 기허형(氣虛型)으로 나뉜다. 이에 따른 처방을 한다.

축농증은 알레르기성 호흡기 질환 및 비부 질환에 통칭되는 신궁환(神弓丸)에 개인 증상과 체질에 맞는 약재를 가감한다. 축농증 한약은 면역력 증강과 염증으로 인해 생긴 농 제거에 효과적이다. 축농증은 재발이 잘된다. 따라서 면역력 증강 처치가 필수다.

다음, 연고 및 스프레이 요법이다.

비염은 축농증으로 악화되지 않도록 코 안 염증을 신속하게 치료해야 한다. 10여 가지 약재를 달인 한약 연고와 스프레이로 처치하면 염증과 부종을 신속하게 제거할 수 있다. 축농증 역시 한약 추출물로 만들어진 연고나 스프레이로 치료한다. 축농증은 농을 신속하게 없애줘야 한다. 배농액을 뿌려주고 비염고를 이용해 염증과 부종을 제거한다.

마지막으로 침 치료다.

코의 기능과 면역력을 침으로 향상 시킨다. 침에 대해 공포감이 있는 어린이에게는 레이저 침을 사용한다. 침을 놓는 곳은 기혈순환, 혈액순환, 두통 등에 좋은 합곡혈(合谷六), 막힌 코를 뚫리게 하는 영양혈(迎香

穴), 면역계통을 개선하는 곡지혈(曲池穴), 두통이나 콧물 등에 효과적인 상성혈(上星穴) 등이다.

편도선염

편도선염은 편도선에 생기는 염증이다. 편도가 부어 누렇고 흰 분비물이 나온다. 모양이 젖의 색, 누에고치와 비슷해 한의학에서는 유아(乳蛾) 혹은 후아(喉蛾)라고 한다. 한쪽만 부은 단유아, 양쪽 다 부은 쌍유아가 있다.

편도선염은 고열, 연하통, 관절통 등을 동반하기도 한다. 편도선염에 걸리면 목 이물감과 통증으로 침이나 음식물을 삼키기 힘들다. 또 오한, 고열, 두통, 전신쇠약과 같은 제반 증상이 나타날 수 있다. 이 외에도 마른기침, 식욕부진, 두근거림, 어깨 결림, 후두염, 기관지염, 중이염, 축농증 등으로 확대되기도 한다.

• 원인

편도선염의 원인은 세균이나 바이러스 감염이다. 한의학에서는 풍과 열이 밖으로부터 내부에 침입해 열기가 인후 부위에 맺힌 것으로 인식한다. 특히 편도선의 한쪽만 붓는 단유아는 폐 경락에 찬바람이 침범해 열이 나고 속이 메스꺼운 증상이 나타난다. 편도선 양쪽이 부은 쌍유아는 폐와 위장 경락에 열이 맺히거나 풍열이 쌓여 발생한다.

• 치료

양의학에서 급성은 경부(頸部)에 찬찜질을 하거나 항생제를 사용한다. 만성은 편도선 수술을 한다. 한의학에서는 풍과 열 처치에 중점을 둔다. 특히 폐 경락에 쌓인 풍과 열을 다스려 폐의 기능을 원활하게 한다. 폐의 기능을 끌어올려 편도선염을 자연스럽게 치료하는 것이다. 또 인체의 기를 북돋고, 면역력을 강화시켜 재발을 막는다.

편도결석

편도결석은 편도나 편도선의 작은 구멍들에 음식물 찌꺼기와 세균이 뭉쳐 생기는 쌀알 크기의 작고 노란 알갱이다. 만성 편도선염으로 작은 구멍들이 커져 음식물 찌꺼기가 끼면 세균이 증식된다.

• 원인

편도결석의 주요 원인은 만성 편도선염이다. 편도선염을 자주 앓으면 편도의 작은 구멍인 편도와가 커진다. 또 다른 원인은 구강 위생 불량이다. 구강을 항상 청결하게 유지하면 세균증식 가능성이 적다. 또 비염이나 축농증으로 인해 콧물이 목 뒤로 넘어가는 후비루 증상은 편도에 세균 서식 여건을 좋게 한다.

• 증상

타액의 분비와 혀의 움직임에 따라 노란 알갱이에서 지독한 냄새가 난다. 알갱이가 기침이나 재채기 등으로 튀어나오기도 한다. 가끔 통증이나 이물감을 느낀다. 심하면 귀에 통증을 느낀다. 편도결석에 의한 구취는 양치로 개선되지 않는다.

• 치료

양의학에서는 레이저 또는 질산은 등의 약물로 편도의 홈을 평평하게 하는 치료도 한다. 편도선염을 한 해에 5~6회 이상 앓거나 매년 3회 이상 편도선염에 시달리면 편도 적출술도 한다.

한의학에서는 체질 개선 치료를 한다. 편도 결석의 원인인 폐 기능 저하와 노폐물 축적을 막는 방법을 쓴다. 폐, 비, 신 등의 장기를 강화해 원인을 제거한다. 해당 장부의 기혈순환을 원활하게 하며 균형이 깨진 곳의 조화를 맞춰 저항력과 면역력을 강화시킨다.

혜은당 클린 한의원에서는 세균 억제, 편도와 입안 염증을 가라앉히는 구청수를 비롯해 노폐물과 염증 제거, 장부 기능 강화, 기혈순환 촉진의 맞춤 한약을 처방한다. 또 결석치료를 돕는 침 또는 약침을 통해 증상을 개선하고 원인을 제거한다.

목이물감

목 이물감은 감기로 목이 부었을 때 흔히 경험한다. 문제는 감기 등 특정 병증이 없는데도 불편을 느끼는 경우다. 목이 붓거나 막힌 듯 답답한 목 이물감은 헛기침이 나며 물을 마셔도 호전되지 않는다. 또한 가슴이 답답하고, 호흡 불안으로 인한 스트레스 누적, 불면증이 생길 수 있다. 또 구취 등 다른 질환이 복합적으로 발병되기도 한다.

급성 질환에 따른 목 이물감은 치료 기간이 짧고, 휴식으로도 호전된다. 하지만 몇 주에서 몇 개월씩 증상이 지속되면 다른 질환을 의심해봐야 한다. 비염이나 호흡기 질환을 자주 앓았다면 호흡기 질환을, 소화기에 문제가 많았다면 소화기 질환과의 연관성을 살펴야 한다.

매핵기

매핵기는 매실의 씨앗이 목에 걸린 것 같은 증상이다. 그러나 뱉거나 삼키려 해도 뜻대로 되지 않는다. 답답하고 고통스러운 질환이지만 목 안에 이물질이 있는 게 아니기 때문이다. 첨단장비로 목 부위를 촬영하는 현대의학에서도 '별다른 이상이 없다. 예민한 탓'이라는 진단을 내리기도 한다. 그런데 정작 본인은 숨 막힐 듯 한 괴로움을 겪는 고질적 질환이다.

• 원인

매핵기는 신경성 질환이다. 스트레스, 숙고, 고민 등을 하면 기의 흐름이 장애를 받아 울체될 수 있다. 이로 인해 목이 답답한 이물감을 느끼게 된다.

• 증상

가슴 답답함과 헛기침, 목통증이 있다. 또 목이 컬컬하고, 가슴과 얼굴이 화끈거린다. 목마름과 호흡의 불편함, 불안, 초조, 불면 등이 나타날 수 있다.

• 치료

일부에서는 역류성식도염으로 진단, 위산 억제요법을 주로 사용도 한다. 그러나 역류성식도염이 원인이 아닌 경우는 치료가 어려워질 수 있다. 한의학에서는 매핵기와 매핵기유사증을 명확히 구분하는데 주안점을 둔다. 매핵기는 신경성 질환인데 심리 요법만으로는 증상이 개선되지 않는다. 울체된 기를 소통시켜주는 이기(理氣)제와 담을 제거시켜주는 거담(祛痰)제가 필요하다. 혜은당 클린 한의원 에서는 해울통기탕(解鬱通氣湯)으로 매핵기를 다스린다. 탕약은 소요산에 해울과 통기 효능이 있는 20여 가지 약재로 구성된다.

역류성식도염

역류성식도염은 식도와 위 사이에 위장 내용물의 역류를 막는 괄약근 이상으로 생긴다. 위나 십이지장의 내용물이 식도로 유입되는 현상이다. 이런 증상이 반복되면 식도 점막 손상, 염증이 온다. 인후부, 흉부, 호흡기 등의 복합적인 불편함으로 이어진다.

• 원인

식도 경계 부위는 위의 내용물이 식도로 역류하지 않게 닫혀있다. 하지만 조절기능이 약화되면 내용물이나 위산이 식도로 역류한다. 역류성식도염 원인은 스트레스, 야식, 폭식, 불규칙한 식습관, 흡연 등이다. 또 기름진 음식, 자극적인 음식, 커피, 술, 밀가루 음식 등도 질환을 악화시킨다.

한의학에서 역류성식도염을 적시하는 질환명은 없다. 대략 탄산(吞酸), 토산(吐酸) 용어로 설명할 수 있다. 동의보감에는 '탄산은 신물이 명치를 찌르는 것이다. 토산은 신물을 토해내는 것이다. 위에 들어온 음식물이 습열에 막혀 제대로 소화되지 못하기 때문에 신물이 생긴다'고 했다.

• 증상

명치 아래와 가슴 중앙부에 타는 듯 한 통증이 있다. 식사 후, 특히 과식 후 나타난다. 허리를 앞으로 굽히거나 드러누울 때 악화된다. 통증이나 답답함 외에도 목 이물감, 음식물을 삼키는 연하운동 장애, 상복부 팽만, 구역감, 후두 자극성 기침, 목의 통증, 신물이나 신트림, 변비와 설사가 반복되기도 한다.

• 치료

양의학에서는 주로 위산억제요법으로 치료한다. 한의학에서는 역류성식도염과 유사 질환을 포함해 다양하게 진찰하고, 근본 치료와 처방을 한다. 또 개인별 체질과 발병 원인에 맞는 식생활 습관 개선 안내와 한약, 침구 치료를 병행한다.

소화불량

소화불량은 음식섭취 후 일어나는 소화 장애다. 또 식사와 관계없이 나타나는 복부포만감, 상복부 통증, 메스꺼움, 구토, 속쓰림, 식욕부진 등도 소화불량에 포함된다. 구취도 부르는 소화불량은 소화기 장애를 비롯하여 심장질환, 전신적 질환 및 정신적 질환이 원인이 될 수 있다. 대표적 원인질환은 만성소화성 궤양, 역류성식도염, 췌장질환, 암, 담도계 질환, 약물 등이다.

특히 기능성 소화불량은 유병률이 전 인구의 8~25%로 추정될 정도로 흔하다. 기능성 소화불량은 식후 포만감이나 조기 포만감, 상복부 통증이나 쓰림 등의 증상이 3~6개월가량 지속되는 것을 말한다.

• 한의학과 소화불량

한의학에서는 소화불량을 전신의 문제로 판단한다. 간기울결(肝氣鬱結), 비위허(脾胃虛), 담음(痰飮) 등으로 인한 소화불량으로 접근한다. 간기울혈은 간기(肝氣)가 울체되어 원활하게 소통되지 못하는 것이다. 비위허는 비위(脾胃)의 기(氣)가 허한 상태다. 담음은 몸의 진액 순환에 문제가 생기는 것이다.

기능성 소화불량은 크게 심인성, 상비성, 간담성으로 분류할 수 있다. 심인(心因)성은 스트레스로 인한 소화불량이다. 불면증, 가슴 답답함, 불안, 심장부 통증 등의 증상이 있다. 상비(傷脾)성은 비장 기능의 저하가 이유다. 식욕감퇴, 전신 피로나 무력감, 가슴 답답함, 두통, 어지러움이 동반된다. 간담(肝膽)성은 간이나 담의 기능 약화에서 온다. 옆구리 통증, 소화불량, 오심과 오한, 미열, 안구 충혈 등이 나타난다.

그러나 소화불량은 한 가지 원인보다 여러 원인이 복합적으로 작용하는 게 많다. 치료가 쉽지 않고, 재발도 잘 되는 이유다. 원인을 복합적으로 진단, 개인 맞춤형 치료를 해야 증상 호전은 물론 재발 방지를 기대할 수 있다.

만성위염

위염은 위장 점막에 염증이 생긴 것이다. 위염이 6개월 이상 지속되면 만성으로 분류된다. 만성위염은 대개 소화불량, 위장 부근의 불편, 심와부(명치) 통증, 복부 팽만감, 식욕부진, 트림, 구토, 오심, 열감 등으로 나타난다.

만성 위염의 대표적 원인은 헬리코박터균 감염, 약물, 흡연, 만성적인 알코올 섭취, 불규칙한 식사 습관에 의한 담즙 역류, 위절제술 등을 들 수 있다. 치료법은 위산 억제제, 위장 점막 보호제 투여다.

한의학에서는 원인을 주독, 식중독, 폭음, 폭식, 불안, 초조에서 찾고 있다. 또 간장과 위장의 불화에 따른 울혈, 비장과 위장의 허약도 원인으로 본다. 사기(邪氣)에 의해 기혈순환의 지장도 위염 원인이다. 위통(胃痛) 심통(心痛) 심복통(心腹痛)의 위완통(胃脘痛)의 주된 증상은 명치 통증, 트림, 속쓰림, 신물 트림 등이다.

한의학적 치료 원리는 위장 기능 강화다. 노폐물인 담음을 제거해 위장을 강하게 하고, 피를 맑게 한다.

구취와 대복 치료법

한의학 박사인 김대복은 구취를 20년 넘게 연구하고 치료해온 학자다. 특히 입 냄새가 나는 성인 469명의 치료를 통해 한방의 우수성을 알린

논문 '구취환자 469례에 대한 후향적 연구'는 큰 주목을 받은 바 있다. 김대복 박사는 목이물감과 후비루를 동반한 구취환자에게 침이나 보조수단 없이 한약치료 만으로 증상을 크게 개선시켰다. 치료를 받은 사람들의 만족도는 95%에 이르렀다. 김대복 박사는 입 냄새나 목이물감으로 인해 사회생활에 불편을 느끼는 사람들에게 기본적인 한의학적 접근과 함께 수많은 임상경험과 연구에서 나오는 독자적인 한약처방으로 효과를 높였다. 구취와 입 냄새 연관 질환의 치료율을 크게 높인 김대복 박사의 독특한 처방인 '대복 치료'를 안내한다. 대복치료에는 한약처방, 발효한약(혜은음), 알칼리수(클린수) 등이 있다. 대복치료의 핵심은 다양한 요법을 맞춤식으로 적용, 구취와 구취 연관질환을 근본적인 원인을 제거하는 데 있다. 대복치료의 핵심인 주요 처방이다.

[가미치위탕]

적용 : 역류성식도염, 급만성위염, 장염, 위산과다, 위확장증, 위하수증, 위궤양 등의 소화기 질환
주 약재 : 반하, 백편두, 지실, 황련

[신궁환]

적용 : 알레르기성 체질과 장부기능 약화로 오는 비염, 천식, 축농증, 아토피 등에 처방
    : 체내 독성 물질 배출 (해독요법), 혈액 정화(정혈요법),
    : 몸의 기혈 강화(면역증강요법), 폐(피부와 직접적 상관) 기능 활성화 (보폐요법)
주 약재 : 창이자, 신이, 유근피, 작두콩, 곰보배추

[가미여택통기탕]

적용 : 코의 냄새 기능 저하 때 처방
       : 코에 열이 있고 누런 콧물에 처방
주 약재 : 황기, 창출, 강활, 독활, 승마, 갈근

[구청음]

적용 : 구취, 구갈, 구건 등 상초에 열이 생기는 질환 치유
주 약재 : 천문동, 비파엽, 석곡, 황금

[혜은음]

적용 : 소화와 흡수, 독소분해, 혈액정화, 세포생성, 염증제거
주 약재 : 맥아, 신곡, 저두강, 어성초, 산수유, 오미자

[클린수]

적용 : 간 기능 회복, 울혈 해소
주 약재: 모려, 산조인